U0736597

江西省
中医药健康服务
供需状况研究

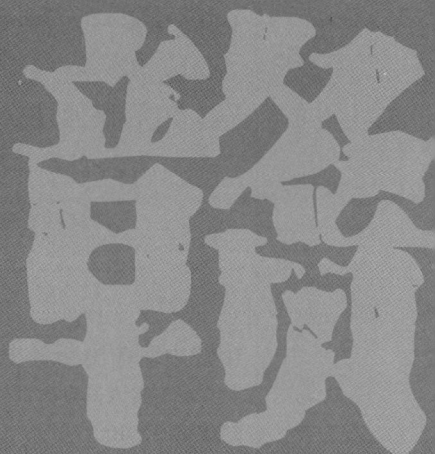

章德林 王军永 王素珍 主编

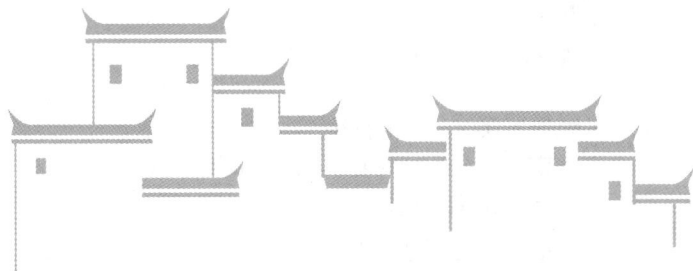

全国百佳图书出版单位
中国中医药出版社
·北京·

图书在版编目（CIP）数据

江西省中医药健康服务供需状况研究 / 章德林，王
军永，王素珍主编. -- 北京：中国中医药出版社，
2025.7.

ISBN 978-7-5132-9601-4

Ⅰ. R2

中国国家版本馆 CIP 数据核字第 2025J91R19 号

中国中医药出版社出版

北京经济技术开发区科创十三街 31 号院二区 8 号楼
邮政编码　100176
传真　010－64405721
万卷书坊印刷（天津）有限公司印刷
各地新华书店经销

开本 710×1000　1/16　印张 13.75　字数 203 千字
2025 年 7 月第 1 版　2025 年 7 月第 1 次印刷
书号　ISBN 978-7-5132-9601-4

定价　70.00 元
网址　www.cptcm.com

服 务 热 线　010－64405510
购 书 热 线　010－89535836
维 权 打 假　010－64405753

微信服务号　zgzyycbs
微商城网址　https：//kdt.im/LIdUGr
官 方 微 博　http：//e.weibo.com/cptcm
天猫旗舰店网址　https：//zgzyycbs.tmall.com
如有印装质量问题请与本社出版部调换（010－64405510）

前　言

中医药是我国独特的卫生资源、潜力巨大的经济资源、具有原创优势的科技资源、优秀的文化资源和重要的生态资源。充分发挥中医药特色优势，加快发展中医药健康服务，是全面发展中医药事业的必然要求，是促进健康服务业发展的重要任务，对于深化医药卫生体制改革、提升全民健康素质、转变经济发展方式具有重要意义。作为经济体量处于全国中游的省份，通过大力发展中医药健康服务，扩大服务供给，引导消费，形成一大批适应市场的新产品、新业态，打造健康产业新的增长点，成为江西省实现跨越式发展、同步小康和建立富裕美丽现代化江西的重要工作。而居民健康素养、健康状况及健康需求对中医药健康服务的发展具有重要影响。如何激发需方活力，引导中医药健康服务的合理消费，促进江西中医药由规模优势向高质量发展转型，成为江西省中医药界面临的一个重要课题。

为此，本书从中医药健康服务的内涵及其行业构成研究出发，确定中医药健康服务供给状况指标及其调查对象，明确中医药健康服务需求分析指标及样本选择，借鉴国家相关统计、卫生服务、健康素养等调查问卷，对江西省15个县（市、区）的中医药健康服务行业发展、需求状况进行实证调查，同时对江西省中医药健康服务的发展环境，特别是经济社会环境、中医药健康服务政策及中医药发展状况进行分析，在环境与供需进行一定关联分析的基础上，进一步明确江西省中医药健康服务行业发展存在的问题，提出行业发展的对策与建议。

本书的具体编写分工如下：第一章由章德林、王军永编写，第二章由王军永、朱彦陈、陶士素编写，第三章由王素珍、刘路华、王萍、陈永成编写，第四章由王军永、吴剑、朱梦迪编写，第五章由王素珍、黄方肇、张雪艳编写，第六章由朱瑶、吴剑编写，第七章由王立元、李鲜编写，第八章、第九章由严军、章德林、张佳萌编写。全书由章德林、王军永、王素珍总纂定稿。

本书以国家中医药管理局委托办事项目《省域（江西）中医药健康服务统计制度试点研究》《中医药健康服务年度报告研究》及江西省高校人文社会科学研究基地招标项目《中医药健康服务统计调查研究——以江西省为例》等相关课题为基础，得到了国家中医药管理局规划财务司、江西省中医药管理局、江西中医药大学等领导的大力支持，在此表示感谢！相关实证调研数据的获得得到了 15 县（市、区）政府、市场监督管理局、卫生健康委员会、民政局等部门及相关受访单位、居民的大力支持，同时得到了江西中医药大学姚东明、李军山、王力、李琼、张珉、柯瑜等，以及经济与管理学院多位研究生、本科生的支持，在此深表感谢！调研数据的录入与整理得到了中医药与大健康发展研究院（原大健康服务研究中心）研究生李鲜、朱梦迪、张雪艳、陶士素、贾琼、范转转等的大力支持，在此表示感谢！

当前，中医药发展迎来了天时地利人和的大好发展机遇，但中医药的发展还面临一些体制机制问题，目前又缺少从理论到实证，系统研究中医药健康服务供需状况的专著。基于此，本书作为首次尝试，应能在理论与实证上为中医药的发展，尤其是中医药健康服务的发展尽一份绵薄之力。但是，由于面对的是一个崭新的话题，加之研究团队水平有限，难以做到尽全尽美，书中难免有表达不到位、阐释不深刻之处，甚至有一些错漏之处，请各位同行不吝赐教（电子邮箱：290493239@qq.com），以便修正与提高。

章德林　王军永　王素珍

2025 年 6 月于南昌

目　录

导　　论

作为我国独具特色的健康服务资源，中医药（含民族医药）注重个体化，突出治未病，临床疗效确切，治疗方式灵活，养生保健作用突出。发展中医药健康服务，是全面发展中医药事业的必然要求，是促进健康服务业发展的重要任务，对于深化医药卫生体制改革、提升全民健康素质、转变经济发展方式有重要意义。江西省中医药文化底蕴深厚，产业优势明显，具有发展中医药健康服务的良好基础。为了解江西省居民中医药健康服务供需状况，发现发展中存在的问题，为行业发展献言献策，在国家中医药管理局、江西省中医药管理局相关委托课题的支持下，江西中医药大学中医药与大健康发展研究院课题组开展了多项相关研究。

第一节　中医药健康服务调查研究必要性分析

发展中医药健康服务不仅可以满足居民日益增长的健康需要的要求，对经济社会发展也具有重要促进作用。但是，当前中医药健康服务统计体系不健全，现有统计制度无法有效反映行业现状，对国家和地方决策的科学性非常不利。因此，进行中医药健康服务调查研究是十分必要的。

一、符合时代发展需求

（一）居民对中医药健康服务需求日趋旺盛

健康是人全面发展的基础，但亚健康、老龄化及疾病谱变化等一系列问题，正威胁着人类的生命健康。据统计，全世界目前处于亚健康状态的人口已超过 30 亿，其中我国就达 7 亿多，占全国总人口的 60%～70%，尤其是城市白领的健康状况让人担忧。目前，我国主要城市的白领亚健康比例高达 76%，处于过劳状态的白领接近 60%，完全意义上的健康人比例不足 3%。与此同时，我国又是世界上老年人口最多的国家，占全球老年人口总数的五分之一；而老年人口的逐年增加意味着疾病的发生率也必然加大。在此背景下，高血压、糖尿病等慢性非传染性疾病的发病率更是逐年递增。而由此带来的疾病负担已成为我国人民共同关注的热点问题。

但是，以疾病为主导、"头痛医头、脚痛医脚"的传统医疗模式已无法有效应对这些问题。因此，必须转变医疗策略及服务理念，从以疾病为主导向以健康为主导转变，重预防、重保健、治未病，使人们逐步形成并强化维护促进健康、不得病或少得病的意识和观念。《国家中长期科学和技术发展规划纲要（2006—2020）》将"人口与健康"作为 11 个重点领域之一，明确提出疾病防治重心前移，要坚持预防为主、促进健康和防治疾病结合。

国外成功经验表明，大力发展健康服务业，是将疾病防治重心前移的有效策略。只有大力发展健康服务业，才能真正实现"花钱买健康，而不是花钱买医疗"。中医药（含民族医药）作为具有数千年历史的中华文明瑰宝，强调整体把握健康状态，注重个体化，突出治未病，临床疗效确切，治疗方式灵活，养生保健作用突出。其独特的优势与疗效决定了它完全可以在健康服务业发展过程中占据主导，形成大健康、大中医、强中药的发展格局。尤其是中医药"以人为本""治未病"的疾病防治理念和养生保健方法，使其在养生、养老、康复、旅游、管理等领域应用广泛。发展中医药健康服务可谓"潜力巨大、舞台宽广、前景广阔"。

（二）国家高度重视中医药健康服务发展

新中国成立后，中央政府历来重视中医药的发展，特别是党的十八大以来，以习近平同志为核心的党中央将中医药的重视提升到一个新的高度。近年来，国家层面先后颁布了多个促进中医药与中医药健康服务发展的政策文件，为中医药与中医药健康服务的发展指明了道路。

《国务院关于促进健康服务业发展的若干意见》（国发〔2013〕40号）指出，到2020年，国家要基本建立覆盖全生命周期、内涵丰富、结构合理的健康服务业体系，打造一批知名品牌和良性循环的健康服务产业集群，并形成一定的国际竞争力，基本满足广大人民群众的健康服务需求。健康服务业总规模达到8万亿元以上，成为推动经济社会持续发展的重要力量。

《中医药健康服务发展规划（2015—2020年）》（国办发〔2015〕32号）指出，到2020年，要基本建立中医药健康服务体系，中医药健康服务加快发展，成为我国健康服务业的重要力量和国际竞争力的重要体现，成为推动经济社会转型发展的重要力量。

《"健康中国2030"规划纲要》指出，要充分发挥中医药独特优势，提高中医药服务能力，发展中医养生保健治未病服务，推进中医药继承创新等。

《中医药发展战略规划纲要（2016—2030年）》（国发〔2016〕15号）指出：到2020年，实现人人基本享有中医药服务，中医医疗、保健、科研、教育、产业、文化各领域得到全面协调发展，中医药标准化、信息化、产业化、现代化水平不断提高；中医药健康服务能力明显增强，服务领域进一步拓宽，中医药服务可得性、可及性明显改善，有效减轻群众医疗负担，进一步放大医疗体制改革（简称医改）惠民效果。到2030年，中医药治理体系和治理能力现代化水平显著提升，中医药服务领域实现全覆盖，中医药健康服务能力显著增强，在治未病中的主导作用、在重大疾病治疗中的协同作用、在疾病康复中的核心作用得到充分发挥。

《中华人民共和国中医药法》更是首次从法律层面明确了中医药的重要地位、发展方针和扶持措施，为中医药事业发展提供了法律保障：针对中医药自身的特点，改革完善了中医医师、诊所和中药等管理制度，有利于保持和发挥中医药特色与优势，促进中医药事业发展；对实践中存在的突出问题做了有针对性的规定，有利于规范中医药从业行为，保障医疗安全和中药质量；有利于提升中医药的全球影响力，在解决健康服务问题上，为世界提供中国方案、中国样本，为解决世界医改难题做出中国的独特贡献。

《中共中央 国务院关于促进中医药传承创新发展的意见》（中发〔2019〕43号）第一次以党中央、国务院名义专门为中医药发展出台单独的意见。该意见强调加强中医药学科特色内涵建设，健全完善中医药服务体系，加强中医药特色人才队伍，加强中医药传承创新布局支撑能力，加强中医药事业和产业高质量融合发展，提升中医药服务能力和水平。

这些政策文件的颁发，不仅指明了未来3~5年各省（市）中医药健康服务发展目标与发展方向，同时也明确了未来一段时间内发展中医药健康服务的具体实施方案与发展措施，为推动中医药健康服务的可持续发展奠定了基础。

（三）中医药健康服务发展状况缺少量化研究

近年来，在中央及地方各级政府的高度重视下，中医药健康服务取得了一系列成就。但无论是媒体报道，还是相关研究，多为定性的评判，缺少定量的印证。这就导致无论是决策者还是研究者，无法回答三个基本问题：一是中医药健康服务面临哪些机遇和挑战；二是中医药健康服务在医疗卫生领域所处地位如何；三是中医药健康服务对国民经济做出了哪些贡献。这给监管者的工作带来了很大的困扰，他们无法用精确的数据说话，也就难以说服高层领导给予行业发展更多的优惠政策与保障措施。为此，他们急需从定性和定量两个方面全面了解行业发展现状，也必然有赖于行业统计制度的建立与完善。

当前，大多数从事中医药健康服务的相关企业规模偏小，国家统计部门还未专门制定针对中医药健康服务的统计制度。国家现有的相关统计制度一般只适合规模以上（以下简称"规上"）企业填报，并不太合适规模以下（以下简称"规下"）中小微型企业。因此，多年来，国家对服务型规下企业基本上没有做统计。然而，大多数中医药健康服务相关企业均属于规下企业，也就意味着过去国家对中医药健康服务的发展情况总体上是不甚了解的。过去，国家对服务型规下企业的统计通常采取抽样调查的方式，这种统计方法只能了解行业发展的大概，而缺乏对行业发展的全面性、系统性的深度了解。

二、符合江西省发展方向

江西省中医药文化底蕴深厚、产业基础扎实、服务体系完善，不仅为发展中医药健康服务，实现江西高质量跨越式发展、践行习近平总书记"做示范、勇争先"嘱托寻找到了一个突破口，也为开展全方位的中医药健康服务业调查研究奠定了基础。

（一）江西中医药文化历史悠久、底蕴深厚

江西在中华民族医学史上占有重要地位。据史料记载，东汉献帝元年，道家葛玄在江西省樟树阁皂山炼丹治病，开创了江西中医药之先河。三国时期的董奉在江西庐山修道行医，形成了传承千年的中医"杏林"文化。"杏林"成为中医界的代名词。杏林文化蕴含的大医精诚、医者仁心，成为中医界的一份精神传承。

江西省中医医学流派丰富。在中国古代四大中医地方医学流派中，江西有"一个半"："一个"是旴江医学，发源于抚州南城，沿着旴江而下直到南昌，孕育了一大群医家；"半个"是新安医学，其发源地在婺源，婺源以前属安徽管辖，但现在划归江西管辖，所以，新安医学也可以说源自江西。旴江医学具有鲜明的传承创新特点，在中医理论、临床学科、医疗技术、中药方剂、医德医风等方面均有建树。有史可考的旴江医家有 970 人，江西历史上的十大名医中就有 8 位是旴江医家；在被公认的全国历代 63 家针灸学派中，旴江医家占 8 家；正式出版的旴江医学著作有 100 余部，存目著作有 400 多部。

江西历代名医辈出，学说纷呈，远播寰宇，对我国中医药学发展影响

深远。江西历史上诞生中医名家 1400 余人、医籍 700 余种,仅金溪一县,自明清以来就有著名医家 50 余人,刊刻金溪本地医籍 50 余种,极大地扩展了江西中医药的对外交流和影响。比如,陈自明的《妇人良方大全》《外科精要》等在日本刊行,危亦林的《世医得效方》流传朝鲜、日本等,龚廷贤的《万病回春》更是被日本汉方医学后世派奉为经典。江西的中药炮制技术独树一帜、引领全国,在中国四大传统炮制流派中,"樟树帮""建昌帮"占据其二,从炮制工具、中药切片、炮制诸法乃至"火候"掌握、辅料应用等各方面均形成了鲜明特色,至今还有"药不到樟树不齐,药不过建昌不灵"之说,在海内外影响深远。在国家公布的首批 100 个古代经典名方目录中,江西省有 8 个处方入选。

(二)江西中医药资源储备丰富、潜力巨大

1. 中药自然资源丰富

江西省自然环境优越,发展中医药具有得天独厚的自然条件和资源禀赋。江西省属中亚热带温暖湿润季风气候,降水充沛,水网稠密,适宜各种动植物的生长,动植物资源丰富,也拥有丰富的中药材资源。根据前后 4 次全国中药资源普查结果统计,江西省分布的药用中药材资源有 3000 多种,其中,野生植物药资源有 2840 余种,有枳壳、黄栀子、厚朴、杜仲、黄檗、蔓荆子、茯苓、绞股蓝等 20 多种道地药材品种,以"三子一壳"为代表的道地药材在全国市场均占重要份额。江西省还盛产莲子、百合、泽泻、石韦、南山楂、枳实、钩藤、土茯苓、薄荷、荆芥等 300 余种常用药材。近年来,由江西省中医药管理局等部门组织,经各地推荐上报、专家初评,社会公众投票,多部门及专家集中评选和网上公示等程序,确定了凸显江西中药资源特色的"赣十味""赣食十味"品种。

"赣十味"品种:枳壳、车前子、江栀子、吴茱萸(中花)、信前胡、江香薷、蔓荆子、艾、泽泻、天然冰片(龙脑樟)。

"赣食十味"品种:白莲、粉葛、芡实、百合、泰和乌鸡、陈皮(樟头红)、铁皮石斛、覆盆子、黄精(多花黄精)、瓜蒌(吊瓜子)。

2. 中医药人力资源丰富

在中医药发展过程中，涌现出一批学术造诣深厚的中医药名家，为江西中医药的传承、创新发展奠定了良好的人员基础。现代中医药名家有著名中医肺系病专家、第二届国医大师洪广祥，外感热病专家万友生，脾胃病专家张海峰，伤寒专家姚荷生，第三届国医大师伍炳彩，首届全国名中医范崔生、皮持衡、张小萍，"热敏灸"创始人、国家科技进步奖二等奖获得者陈日新，中国工程院院士、国家中医药管理局副局长黄璐琦等，享誉国内中医药领域。

江西省的优秀中医人才队伍不断壮大，有全国名中医、全国中医药高等学校教学名师、全国老中医药专家学术经验继承工作指导老师、省级名医、基层优秀中医等，而中医执业医师人数占全省执业医师总数的19.5%，为江西省中医药事业的发展贡献力量。

3. 中医药科技资源丰富

江西省有国家临床重点专科、国家级中药科研平台、国家企业重点实验室，以及国家中医药管理局重点学科、专科、三级实验室、重点研究室等科研平台，为中医药传承创新提供了良好的平台。

（三）江西中医药政策不断发力、氛围良好

1. 江西中医药发展得到习近平总书记高度肯定

2016年春节前夕，习近平总书记在江西视察时专程到了江西江中药谷。习近平总书记指出："中医药是中华民族的瑰宝，是5000多年文明的结晶，在全民健康中应该更好发挥作用，一定保护好、发掘好、传承好。"习近平总书记同时肯定江西省"中医药发展这条路，你们走对了"。

2. 江西省委、省政府高度重视中医药发展

近年来，江西省委、省政府始终把全面贯彻习近平总书记的"江中药谷"讲话精神作为行动指南，高度重视全省中医药事业的发展，强卫、鹿心社、刘奇、易炼红等历任省委书记都紧抓中医药事业振兴发展工作，致力于打造"国内领先、世界知名"的中医药强省战略的目标，出台了一系列支持政策，引进、打造了一批项目、品牌。早在2016年4月7日，时任

江西省委书记强卫主持召开第八次企业月谈会，强调推动生物医药产业实现集群发展，是培育战略性新兴产业的再聚焦，是实现转型发展、升级发展的重要举措。发展医药产业正当其时、潜力无限，全省上下要深入贯彻落实习近平总书记关于中医药产业发展升级的重要要求，明确战略定位和产业发展方向，抢抓机遇，扬优成势，提升产业层次、创新能力和服务水平，加快推进我省生物医药产业发展。2016 年 5 月 7 日，时任江西省委书记鹿心社在省政府与国家中医药管理局《共同推进中医药发展合作框架协议》和《共建江西中医药大学协议》签约仪式上表示，江西省深入贯彻落实习近平总书记视察江西重要讲话精神，树立新理念，适应新常态，经济社会保持了良好发展势头。中医药是江西特色优势产业，江西将认真贯彻落实习近平总书记重要指示精神，保护好、发掘好、发展好、传承好中医药。希望国家中医药管理局以此次签署合作协议为契机，进一步支持江西做大做强中医药产业，加快中医药改革，建设好江西中医药大学，共同推进江西中医药事业加快发展。2016 年 11 月 12 日，鹿心社在江西省第十四次党代会上的报告首次提出建设中医药强省的目标。鹿心社在报告中提出："发掘利用中医药历史文化遗产，建设国家中医药综合改革试验区，打造国内领先、世界知名的中医药强省。"2018 年 10 月 9 日，江西省委、省政府召开中国（南昌）中医药科创城建设现场推进会。时任江西省委书记刘奇出席并讲话强调，要抓住中医药发展的历史性机遇，发挥江西中医药优势，打造国内领先、世界一流的中医药"科创城"，助推中医药强省建设迈出坚实步伐。2019 年 4 月，时任江西省委书记易炼红考察江西中医药大学附属医院时强调，要加大改革创新力度，建设梯队人才队伍，提高中医药水平，发展中医药产业和事业，打响"中国中医看江西"品牌。

3. 大量政策的出台为江西中医药发展指明了方向

党的十九大报告提出："要坚持中西医并重，传承发展中医药事业。"2019 年 10 月，中共中央、国务院印发了《关于促进中医药传承创新发展的意见》，这是我国第一次以中央名义出台有关中医药发展的文件；同年召开全国中医药大会，这在我国中医药发展史上具有划时代意义。国家有关部委陆续出台了一系列支持政策和配套措施，特别是国家中医药管理局批准江西省为国家中医药综合改革试验区，为江西中医药产业发展创造了更多的政策红利。江西省也相继出台了《江西省"十三五"中医药发展规划》《国家中医药综合改革试验区（江西）建设行动计划（2018—2020年）》《关于加快中医药发展的若干意见》《江西省中医药条例》《江西省中药材保护和发展实施方案（2015—2020年）》《江西樟树"中国药都"振兴工程实施方案》《江西省森林药材产业工程实施方案》《江西省中药材产业发展工程实施方案》《中国（南昌）中医药科创城建设方案》《江西南城"建昌帮"中医药振兴发展实施方案》等一系列文件，为发展中医药产业提供了强有力的政策保障。如近年来新增的228种省级基本药物目录中，中成药有109种，占47.8%，高出国家目录8.8个百分点；875种中药饮片和120种中药制剂纳入全省基本医疗保险、工伤保险和生育保险基金支付范围；2017年以来，江西省农业厅（现江西省农业农村厅）和江西省林业厅（现江西省林业局）共计安排7200万元奖补资金，鼓励地方规模种植重点中药材品种。地方对中药材种植基地建设的支持力度也很大，如樟树市安排5000万元财政资金扶持中药材种苗基地、种植基地建设和品牌创建，德兴市对新增规模中药材种植奖励和补助最高达1500元/亩。

（四）江西中医药服务体系完整、能力较强

1. 中医药服务体系日趋完善

目前，江西省已初步形成了中医医院为龙头，基层医疗卫生机构和其他医疗卫生机构中医药科室为补充，覆盖医疗、预防、康复各层次的中医药服务体系。江西省是较早普及中医医院的省份之一。1954年，江西省建立了第一家中医医院，到20世纪80年代基本实现了县县有中医医院的目标。目前，全省有公立中医医院104家，中医医院床位2.8万张，全省每千常住人口配置中医医院床位0.6张（国家标准0.55张）。全省97%社区卫生服务机构、93.5%乡镇卫生院、67.5%的村卫生室具备中医药诊疗服务能力。产业融合发展亦有新突破，上饶市成功创建国家中医药健康旅游示范区；新余悦新养老产业示范基地等4家单位列为国家中医药旅游示范基地

创建单位,樟树市阁山镇等 4 个乡镇被列为全国智慧健康养老应用试点示范乡镇。江西省已成为全国中医药健康旅游示范区和示范基地最多的省份之一。

2. 中医药服务能力不断提升

2013～2018 年,江西省中医类机构诊疗人数由 1199.45 万人次增长到 1410.08 万人次,增长幅度为 17.56％;中医类机构入院人次由 72.93 万人次增长到 100.30 万人次,增长幅度达 37.53％。2018 年中医院门、急诊人数达 1439 万人次,占全部医院的 1/5,医疗收入达 101 亿元,两项指标均较 2017 年增长 11％,排全国第 16 位。

(五)江西中医药产业规模较大、 优势初显

1. 中药材种植水平快速提升

近年来,随着奖补支持力度的加大和中药材产业工程、森林药材产业工程的大力实施,中药种植规模和规范化、规模化程度不断提高。从种植面积上看,2018 年,江西省中药材种植面积达到 168.93 万亩,比 2016 年增长近 30％,呈逐年递增的趋势。特别是上饶、宜春、抚州、吉安、新余等地的中药材扩种趋势明显。从产量上看,2018 年中药材产量达到 41.86 万吨,比 2016 年增长超过 90％。从产值上看,2018 年全省中药材产值达到 85.05 亿元,比 2016 年增长近 1.64 倍。由此可见,近年来江西省中药材种植单位产量、产值明显增加,中药材种植效率、效益呈明显上升趋势。从种植结构上看,已经初步形成了枳壳、栀子、芡实、吴茱萸、车前子、葛根、栝楼、覆盆子、厚朴、龙脑樟等面积、产量较大,具有一定规模优势的品种;初步形成了宜春、上饶、抚州等种植产业集中区和樟树、新干、湖口、鄱阳、德兴等快速发展区。从品质上看,新增樟树吴茱萸、樟树黄栀子、清江枳壳、余干芡实、德兴覆盆子 5 个国家地理标志保护产品;全省相关产品达 12 个,其中车前子和枳壳产量分别占全国的 70％和 25％左右。从产业规模化、规范化角度看,九江、宜春、吉安、抚州等地建立种子种苗标准化、规范化繁育基地 14 个。从产业链条看,目前全省有省级以上中药材加工及种植龙头企业 28 个,种植专业合作社 266 个,千亩以上种植基

地 57 个。

2. 中医药工业生产能力持续增强

一是重大产业项目稳步推进。2017 年 9 月全省集中开工的 163 个中医药产业项目中，145 个项目进展顺利，占项目总数的 89%，其中 41 个项目已竣工。二是中国（南昌）中医药科创城聚合创新资源、孕育发展新动能的核心作用显现。基础设施项目及民生项目的建设顺利进行。江中集团科研中心和中药固体制剂制造技术国家工程研究中心入驻，省内外科研创新平台有序集聚科创城。多家大型中医药企业进驻科创城合作事宜稳步落实。三是全省中药产业（工业）发展规模继续走在全国前列。2018 年，在备受国外形势和政策冲击、数据缩水的背景下，江西省实现中药工业总值413.98 亿元，其中，中药饮片为 91.66 亿元，中成药为 322.32 亿元，产业规模仍居全国前五位。四是产业集群进一步形成，济民可信、青峰药业、仁和集团、江中集团、汇仁集团等骨干企业加快战略性重组整合，带动形成区域性中医药产业集群。五是推出了一批具有较强市场竞争能力的特色品牌，不断拓展中医药产业新增长点。2017 年，"猴姑米稀"单品种实现销售收入 5.78 亿元，余干芡实全国市场占有率近 70%；金水宝、黄氏响声丸、健心胶囊、灵芝浸膏片、优卡丹等一批核心大品种，单品年销售收入过亿元；江中食疗、宋氏葛业、余干芡实等一批食疗产品市场竞争力不断增强；樟树中药炮制技艺列为第四批国家级非物质文化遗产。

三、具有较高应用价值

（一）实践意义

1. 优化统计调查制度

中医药健康服务调查研究（以下简称本研究）以国家中医药管理局拟用的中医药健康服务统计调查制度为基础，定量了解全省中医药健康服务产业供给状况，可以再次验证与优化中医药健康服务统计制度，建立合理、可行的统计路径，为建立可复制的省域中医药健康服务统计制度、统计直报系统奠定基础。

2. 摸清行业发展状况

通过定量的统计与调查，可以了解省域中医药健康服务发展现状，分析存在的问题，为政府、从业人员、投资者、研究人员等提供数据支持。

3. 提高行业发展水平

定量分析中医药健康服务发展现状，可以为政府监管提供数据支撑，提高监管科学性；可以为社会资本的投入提供优质信息帮助，有助于提高社会资本的投资效益；有助于发现企业经营过程中存在的问题、提炼企业经营经验，为企业加强与提升自我管理提供借鉴；有助于研究者更好地发现行业发展的问题，研制更加完善的行业管理制度、政策。通过监管者、从业者、投资者、研究者的共同努力，可以逐步提升行业发展水平，进而有助于提高人民群众的健康水平。

（二）理论意义

1. 丰富产业发展统计理论与方法

当前，健康服务业、健康产业已初步形成自己的产业统计制度，而中医药健康服务业尚未形成独立、可操作性的统计制度。本研究在拟用的中医药健康服务统计调查制度的基础上，通过实证调查，可以优化该统计调查制度，同时探索供、需调查结合的思路，为完善适应中医药健康服务发展的统计制度奠定了基础。

2. 丰富产业发展战略相关理论

本研究以中医药健康服务供给状况、发展环境和居民需求为基础，综合分析江西省中医药健康服务发展的战略与策略，实际上是对战略管理中环境分析、战略选择理论在中医药健康服务领域进行应用的尝试，有助于丰富该领域的理论。

第二节 中医药健康服务调查研究可行性分析

中医药健康服务供需状况的分析，本质上是对中医药健康服务供给、需求双方实际情况的"统计"。因此，对于中医药健康服务统计相关理论与实践的研究，对本研究的完成具有重要的借鉴意义。

一、理论研究可行性

虽然国外对健康服务及其供需状况的研究、行业统计实践探索较多，但是由于中医药健康服务是我国"具有原创优势"的行业，直接相关的研究与实践探索主要集中于国内。

（一）中医药健康服务行业整体状况统计研究现状

对中医药健康服务行业统计的研究主要集中于构建指标体系、设立行业的统计框架、确定研究的统计方法和相关的统计指标，具体如下。

一是构建中医药健康服务行业的指标体系。关于中医药健康服务行业的指标体系构建，不同学者给出的指标体系构建方式不同。黄瑶通过分析中医药综合统计数据质量影响因素，构建一个四级结构的中医药综合统计数据质量影响因素指标体系，进而形成了中医药综合统计数据质量评价模型，运用全面质量管理理论初步构建中医药综合统计数据质量控制体系的基本框架。张玉探讨了网络环境下中医药统计网络直报系统的设计方法和模型，从中医特色指标和系统设计需求两个方面出发，提出了系统的设计模型及系统设计的层次体系结构，基于标准的三层架构（表现层－业务逻辑层－数据持久层），分析适用于中医药综合统计工作的表示层、网络层、业务逻辑层、数据访问层四层体系结构。

二是建立中医药健康服务行业的统计框架。不同学者在研究中对于行业的运行机制和统计框架的侧重点不同，其中主要有以下观点供参考：赵娜、沈邵武通过研究中医药综合统计体系的主要组成部分及内容，提出了以下构想：建立健全中医药综合统计管理体制和运行机制，完善制度规范；舒亚玲提出中医药综合统计网络直报系统的功能规范不仅要与现有法律和制度吻合，更要考虑中医药综合统计的实际业务流程，应建立一套标准统一、设计合理、运行科学的系统；赵娜基于指导思想及整体性、实用性、高效益原则，规划并设计了省级中医药综合统计体系框架及具体内容；胡铁骊形成了中医药资源与医疗服务调查制度基本框架，确定了调查表目录；赵阳等以基层医疗卫生机构的中医诊疗量、中医出院量、机构数、人员数、床位数来了解基层医疗机构的中医药服务能力；徐文主要针对中医诊疗人次数、中医院入院人次数和中成药产量的时间序列数据进行研究，以此体现新医改对中医药产业的发展的影响；孙骐通过筛选医院财务管理指标、医疗质量控制指标、预算管理医院经济管理绩效考评指标，根据中医医院经济管理绩效评价体系的任务和目标确定了八个维度，分别是预算管理、财务资金管理、成本管理、医药费用管理、医疗效率、医疗质量、综合满意度、中医药特色服务。

三是明确中医药健康服务行业统计的方法。张玉在研究过程中主要运用文献调研、调查分析、软件工程分析、专家论证、实证分析等方法，综合运用统计管理的理论和方法，对湖北省中医药综合统计管理过程中的现存问题进行梳理、诊断与优化，并结合中医药综合统计网络直报系统在湖北省的实施案例进行验证，说明方案的适用性与可行性。

四是确定中医药健康服务行业的统计指标。黄娟查阅了 2013 年的中国中医科学院广安门医院的统计年报，使用以下三项指标说明广安门医院的运转情况。

医疗机构工作效率情况：床位运转效率＝本期病床使用率×本期病床周转次数/标准病床周转次数；标准周转次数＝最近三年平均病床周转次数。

工作量情况：门诊诊疗人次逐月变化趋势、排名前五位科室的出院人数构成表。

中医特色服务情况：中药处方数、全院非药物中医技术治疗人数、全院门诊和病房中医治疗率。

（二）中医药健康服务相关行业统计指标研究现状

一是康复行业的相关指标。李瑞将康复医疗资源统计指标体系分为三级，其中包括 5 个一级指标：基本信息、康复医学科基本信息、人力资源、医疗设备和服务能力。其中包含 15 个二级指标，主要调查康复医疗资源的医疗服务机构基本信息；康复医学科基本信息包含 11 个二级指标和 4 个三级指标，主要调查综合医院康复医学科的空间和床位等基本资源；人力资源部分包含 4 个二级指标和 22 个三级指标，主要对康复学科人才、康复医师、康复治疗师、护士的配置情况进行调查；医疗设备包含 4 个二级指标和 4 个三级指标，考虑指标的可行性，主要从评定检测设备、治疗设备、急救设备 3 个方面整体了解设备配置情况；服务能力包含 7 个二级指标和 25 个三级指标，主要是从服务数量和服务质量两个方面，考察一所康复机构服务的结果指标。

二是中医药健康旅游相关指标。贺广江运用德尔菲法构建了康体养生旅游目的地的评价指标体系，最终经过专家反复讨论和修改，确定了康体养生旅游目的地评价指标体系的各项指标，主要包括 4 个一级指标、11 个二级指标和 33 个三级指标。胡春华将"生态康养旅游"发展评价作为总目标层，然后从环境、产品与活动、设施与服务、管理 4 个方面，将一级指标层进一步细分为 14 个二级指标层、58 个三级指标层，构建了"生态康养旅游"的评价指标体系。

三是中医药养老服务相关指标。韩玺采用德尔菲法构建医养结合养老服务指标体系，并发放电子问卷和线下问卷，确定了医养结合养老服务评价指标，包含 8 个一级指标，分别是规章制度、老年人经济收入、设施环境、服务人员、基本照料、预防保健、康复护理、精神慰藉；30 个二级指标，分别是管理制度完善率、管理制度执行率、拥有医疗保险老年人比例、拥有养老金老年人比例、常用医疗器械完备率、拥有无障碍设施、突发事故应急实施完备率、急救物资完备率、专职服务人员与老年人口比例、具有护理专业资格证人员与专职人员比例、专职服务人员岗位培训率、专职服务人员岗位培训合格率、床上用品年均换洗次数、老年人着装年均换洗次数、基本护理完备率、制定饮食均衡计划、宣传栏健康知识年更换次数、健康档案计算机管理率、营养健康宣传年均开展次数、定期进行健康咨询及体检、制定健康促进计划及实施计划、基础护理合格率、一级护理合格率、护理技术操作合格率、制订康复护理计划和实施计划、老年人康复指导率、老年人月均亲友访视次数、组织老年人月均娱乐活动次数、与老年人月均情感沟通次数、拥有心理咨询和指导。

四是中医药健康教育相关指标。刘美娜对全国 150 家医疗卫生单位的继续医学教育现状进行问卷调查，获得继续医学教育管理科室、管理人员、管理模式、经费等方面资料，用统计学方法对调查结果进行分析，发现存在的问题，提出解决的建议和策略。

（三）中医药健康服务统计调查与发展状况的研究现状

首先，对中医药健康服务全行业进行实证统计调查的文献尚未查到，关于全行业发展状况、实证调查的文献多为中医药服务现状的研究。其中部分研究，如彭国强、李红丽、赵凤丹、李承希等的实证调查使用了机构经营状况、服务数量、服务内容与手段、资源配置、需方状况等指标，但其研究范围实际上是中医药服务，与中医药健康服务内涵并不一致。另一方面，对于中医药健康服务相关子行业（以规划中所列重点任务为划分主要依据）的统计调查主要关注点还是集中于需方调查、供给状况的个案调查与定性研究。以 CNKI 为例，按照子行业名称与"状况""现状""调查""统计"等检索词进行题名检索，发现对于行业供方定量统计分析的文章很少（如表 1 所示）。对供方调查的文章进行深入分析发现：极少数研究采用相对清晰量化的方式对子行业发展状况进行测量，如童元元用北京市工商行政管理数据库对北京市中医养生保健机构经营状况、人员状况和服务项目等进行实证调查与分析。大部分学者对相应行业规模进行估算，如司富春、李黎等分析了养生保健行业的销售额（行业规模）、机构数量和从业人数等，但是数据均来源于《中国保健服务产业发展蓝皮书（2012）》；赵慧玲用服务接受人数、机构数等分析了中医药文化在美国的使用情况；张杰平用中药进出口贸易额反映中医药服务贸易水平，张小凡、狄昌娅、王云丽等对江苏、湖北中医药服务贸易的分析则采用了机构数、人才交流数量等部分量化指标；黄雨婷对江苏中医药文化旅游的分析使用了旅游资源、旅游基地等量化指标；于东东对皖南中医药健康旅游的调查使用了旅游资源和旅游者项目、支付能力、对中医药健康服务态度等量化指标；包利荣采用中医药健康服务内容占比、形式、人员等反映重庆市中医药健康服务发展状况。其他研究则完全采用定性方式对行业发展状况及其存在的问题等进行分析，如韩颖萍、罗莉、徐喆等对中医药养生保健行业发展状况的分析，陈旭华、江军民、彭海媛、黄雨婷、郑丽红等对中医药文化发展现状的分析。

表 1　CNKI 各行业统计调查与发展状况文献量（单位：篇）

行业名称	文献总量	供给分析文献	有明确量化指标文献	需方调查文献
中医养生保健	38	14	1	23
中医特色康复	19	2	0	12
中医药健康养老	4	1	0	2
中医药（健康）旅游	8	6	0	1
中医药服务贸易	7	6	0	0
中医药文化	50	13	2	15

注：检索时间截至 2021 年 6 月 30 日。

二、实践探索可行性

（一）中医药健康服务范畴的探索

2015 年 4 月，国务院办公厅发布的《中医药健康服务发展规划（2015—2020 年)》（以下简称《规划》）第一次以国家政策的形式明确了中医药健康服务的概念和内涵。该规划指出，中医药健康服务是运用中医药理念、方法、技术维护和增进人民群众身心健康的活动，主要包括中医药养生、保健、医疗、康复服务，涉及健康养老、中医药文化、健康旅游等相关服务。《规划》概念界定主要可反映以下 3 个方面：一是中医药健康服务是一种维护和增进人民群众身心健康的活动，属于健康服务。二是中医药健康服务是运用中医药理念、方法、技术开展的健康服务，体现了中医药特色，用于与其他健康服务之间的区别。三是中医药健康服务主要包括中医药养生、保健、医疗、康复服务，涉及健康养老、中医药文化、健康旅游等相关服务，体现了中医药健康服务的主要行业范畴。

（二）中医药健康服务行业统计的实践探索

目前，国家中医药管理局已着手建立相对独立、统一的中医药健康服务统计调查制度。此外，随着中医药成为国家战略，中医药健康服务相关的统计制度日益增多。《中医药发展战略规划纲要（2016—2030）》实施监测方案全方位统计、监测中医药发展情况，其中就包括中医养生保健、医疗服务、健康养老服务、健康旅游、文化传承等服务机构、服务对象的数量等统计指标，但是缺少收入等指标，无法完整展示行业贡献；中医药服务贸易统计试点（2019 年 1 月开始）直接针对中医药服务贸易机构，对其收入和服务人次等进行统计；《全国中医医疗管理统计报表制度》继续执行，并在其中涉及医疗机构的收支、规模等中医医疗机构的中医医疗服务、中医养生保健、中医特色康复等内容，但是对其他子行业没有太多涉及。此外，《健康服务业分类（试行）》《健康产业统计分类（2019）》等作为上位统计，为中医药健康服务统计提供了"模板"。但是，在传统统计体系中，仍存在一定难点，如如何将中医药健康服务的内容剥离出来；如何将多部门不同统计口径进行统一；如何防止多部门统计中的缺漏、重叠等现象。

综上，由于中医药健康服务作为一个整体是近几年才提出的概念，并且涉及领域多、范围广，实际统计调查中与多部门相关，且存在小微机构多等情况，所以尚未有专门、具体、明确的统计调查方法，也就导致无法回答中医药健康服务行业发展现状如何的问题。

第一篇
供给篇

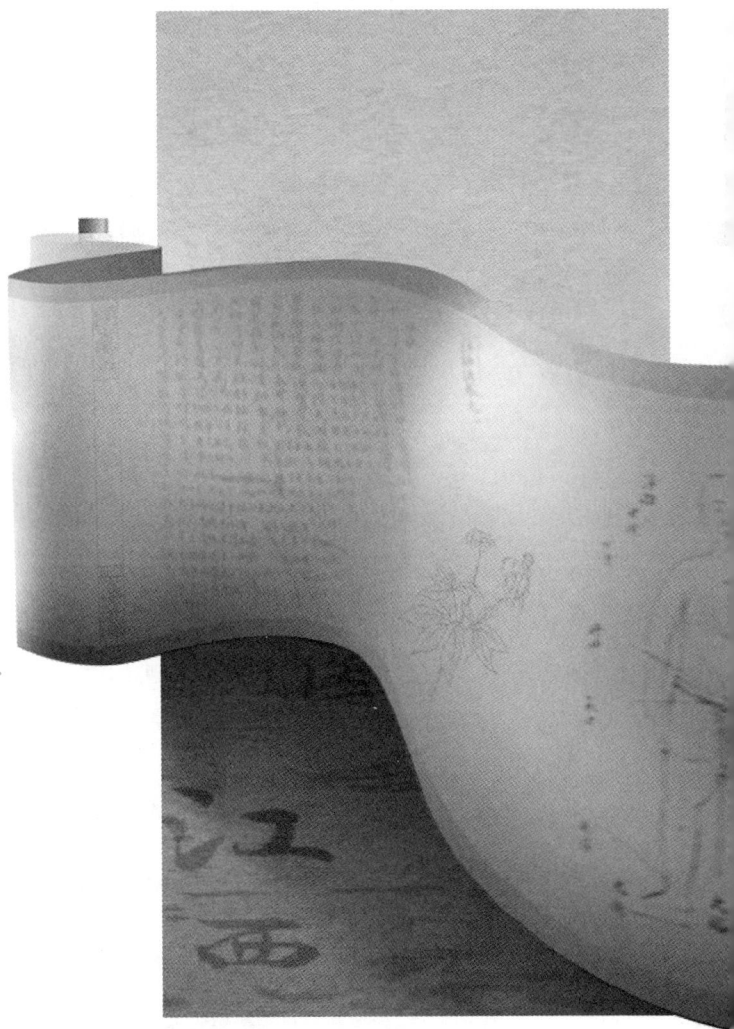

第一章
中医药健康服务供给状况研究设计

本章旨在为实证调查奠定基础，主要包括三大内容：一是在中医药健康服务相关概念的梳理基础上，明确中医药健康服务的类别；二是结合相关文献与国家调查的指标设计供方供给（经营）状况表达指标；三是结合实际情况，设计具体的抽样方式与方法。

第一节　中医药健康服务的概念与分类

一、中医药健康服务的相关概念

（一）健康服务的概念

健康服务是服务的一类。而所谓服务，从经济学角度看，强调"等价交换"，具有无形性、差异性、不可分离性、不可存储性等特点。所以，从字面意思理解，健康服务可以理解为为了健康而产生的各种服务。

《汉语新词语词典》中对健康服务的释义：提供健身器械、健康饮食和健康治疗等服务。2012 年 10 月，《国务院关于印发卫生事业发展"十二五"规划的通知》，首次提出了健康服务业这个概念。2013 年，国务院出台《关于促进健康服务业发展的若干意见》，明确提出健康服务业以维护和促进人民群众身心健康为目标，主要包括医疗服务、健康管理与促进、健康保险以及相关服务，涉及药品、医疗器械、保健用品、保健食品、健身产品等支撑产业。这些政策文件将健康服务业视为健康产业的重要组成部分，具有覆盖面广、产业链长等特点，但对其内涵描述仍不够统一，时宽时窄。2014 年 3 月，国家统计局《健康服务业分类（试行）》将健康服务业分为医疗卫生服务、健康管理与促进服务、健康保险和保障服务、其他与健康相关的服务四个部分，其中其他与健康相关的服务包括健康相关产品的批发、零售和租赁等服务。

结合卫生经济、卫生管理领域对"卫生服务"的概念界定和上述政策界定，我们认为，健康服务是为了维护和促进人民群众的身心健康，由特定服务主体利用特定理念、方法、技术和服务资源为居民提供的各种保养身心、改善体质、预防疾病、诊疗疾病、增进健康的医疗和健康管理与促进服务活动，包括医疗机构、非医疗机构提供的医疗服务、健康管理与促进、健康保险以及相关服务，并且与药品、医疗器械、保健用品、保健食品、健身产品等支撑产业有密切关系。

（二）中医药的概念

对于什么是中医药，也存在一定争议。2016 年，全国人民代表大会常务委员会颁布的《中华人民共和国中医药法》在第二条明确提出：中医药是包括汉族和少数民族医药在内的我国各民族医药的统称，是反映中华民族对生命、健康和疾病的认识，具有悠久历史和独特理论及技术方法的医药学体系。从而以法律的形式明确了中医药的概念。该定义突出了两点：一是中医药是包括汉族和少数民族医药在内的我国各民族医药的统称；二是中医药是反映中华民族对生命、健康和疾病的认识，具有悠久历史和独特理论及技术方法的医药学体系，如"天人合一"的整体观、"阴平阳秘"的健康观、"辨证论治"的诊治观、"防胜于治"的防治观等。

中医药发源于我国，是在中国各族人民几千年来治病救人的过程中形成和发展起来的，是人民群众集体智慧的结晶。在古代，中医药有各种代称，如岐黄、青囊、杏林、悬壶等。近代以后，随着西学、西医传入我国，为了便于区分，我国本土的学术体系、医学体系就被称为"中学""中医药"，从此"中医药"就成了与"西医药"相对应的概念。从国际上来说，

"中医药"作为包括汉族和各少数民族医药在内的我国各民族医药的统称，已得到国际上的普遍认同，许多国家的立法多以"中医药"称呼中国的传统医药。而且《中华人民共和国中医药法》将名称定为"中医药法"而不是"传统医药法"，就是因为中医药既是传统的，又是现代的。

（三）中医药健康服务的概念

如前所述，国内学界和业界对于中医药健康服务产业尚无明确的、广泛认可的定义，大多数学者只是从中医药健康服务产业的某一行业讨论其特征及发展现状。例如，张子游（1988）、刘昭纯（1996）、李黎（2015）等学者研究了中医康复的特征；陈小平（2013）、彭海媛（2014）对中医药文化产业的发展进行研究；马丽丽等（2016）探讨了中医药健康养老模式；王景明、王景和（2000）、田广增（2005）、朱海东（2014）和丁东东（2017）等学者对中医药旅游业的发展前景进行研究。但是，迄今为止对于中医药健康服务的界定最为全面和权威的是《中医药健康服务发展规划（2016—2020年)》（以下简称《规划》）中的定义。《规划》第一次以国家标准的形式提出了中医药健康服务的定义，即"运用中医药理念、方法、技术维护和增进人民群众身心健康的活动，主要包括中医药养生、保健、医疗、康复服务，涉及健康养老、中医药文化、健康旅游等相关服务"。同时，《规划》还专门提及中医养生保健服务、中医医疗服务、中医特色康复服务、中医药健康养老服务、中医药文化和健康旅游产业、中医药健康服务相关支撑产业、中医药服务贸易等重点任务，为中医药健康服务的界定奠定了基础。

该定义强调三点：一是中医药健康服务是一种维护和增进人民群众身心健康的活动，也就是具有健康服务的属性。二是中医药健康服务是运用中医药理念、方法、技术开展的健康服务，体现了与"西医药"的区别。三是中医药健康服务主要包括中医药养生、保健、医疗、康复服务，涉及健康养老、中医药文化、健康旅游等相关服务，体现了中医药健康服务的主要行业范畴，或者说是中医药健康服务的外延。

二、中医药健康服务的分类与界定

（一）分类原则与依据

1. 分类与界定的原则

（1）以国务院相关文件为指导，主要是根据《规划》，确定中医药健康服务产业的分类范围。

（2）以《国民经济行业分类》为基础，是对国民经济行业分类中符合中医药健康服务产业范畴的相关活动再分类的结果。

（3）借鉴相关分类方法及标准，突出中医药健康服务产业的特点。

（4）以实践中现有的中医药健康服务行业为基础，兼顾未来发展趋势，特别是未来可能出现的新业态，使得分类尽可能体现现实性与前瞻性的平衡。

（5）突出中医药健康服务特色，注重实际可操作性，特别是相关数据的可得性。

2. 分类与界定的依据

主要以《中医药健康服务发展规划（2016—2020年）》为基础，结合如下统计分类制度，确定行业的分类，包括《国民经济行业分类》（GB/T 4754—2017）、《保健服务业分类》（2013）及《战略性新兴产业统计分类（2018）》《新产业新业态新商业模式统计分类（2018）》《健康产业统计分类（2019）》《健康服务业分类（试行）》《卫生机构（组织）分类与代码》《国际服务贸易统计监测制度》《国家旅游及相关产业统计分类（2018）》《国家科技服务业统计分类（2015）》《生活性服务业统计分类（2019）》《文化及相关产业分类（2018）》《养老产业统计分类（2020）》《体育产业统计分类（2019）》等。

（二）主要子类及界定

按照《中医药健康服务统计指标体系及调查制度研究与建设》《中医药健康服务统计调查制度建设试点》等相关前期课题研究结果，在国家政策文件中概念界定的基础上，本研究认为中医健康服务包括中医养生保健服务、中医医疗服务、中医特色康复服务、中医药健康养老服务、中医药健康旅游、中医特色健康管理、中医药文化服务、中医药教育服务、中医药科技服务、中医药服务贸易，以及包括中医药用品及相关产品销售与租赁、中医药安全监管和评估等相关支撑产业，共 11 个子行业。

1. 中医养生保健服务

养生，又称摄生、道生、养性、摄卫，是指通过养精神、调饮食、练形体、慎房事、适寒温等各种方法实现的一种综合性的强身益寿活动。在养生的基础上，加上中医药的理念，2016 年《国家中医药管理局关于促进中医养生保健服务发展的指导意见》中，将中医养生保健服务定义为："运用中医药（民族医药）理念、方法和技术，开展的保养身心、预防疾病、改善体质、增进健康的活动，包括非医疗机构和医疗机构提供的相关服务。"该研究中，中医养生保健是运用中医药（民族医药）理念、方法和技术，开展的保养身心、预防疾病、改善体质、增进健康的活动，包括非医疗机构和医疗机构提供的相关服务。与其他服务相比，其核心价值体现在预防、治未病上，包括中医调理保健服务、中医美容美体保健服务、中医药膳食疗服务、中医康体保健服务等。

2. 中医医疗服务

中医医疗服务指医疗机构组织医务人员运用中医药（民族医药）理念、方法和技术，向患者提供的医疗诊断、检查、治疗等服务。相比于其他服务，从服务主体上，强调医疗机构医务人员，特别是中医药技术人员；从服务内容上，侧重疾病诊治服务，主要疾病的检查、诊断、治疗服务；从可操作性角度看，当前主要是指中医类医疗机构提供的各类疾病检查、诊断、治疗服务和各类非中医类医疗机构提供的中医类疾病检查、诊断、治疗服务。其中，服务项目的中、西医药属性界定，主要根据卫生健康（中医药）行政部门相关医疗机构医疗服务项目分类确定。

3. 中医特色康复服务

中医康复学是中国传统康复医学基础理论、疗法和应用的科学，是使功能障碍者的潜在能力和残存功能得到充分发挥的科学体系，其目标在于减轻或消除因病残带来的身心障碍，以恢复功能，重返社会。中医特色康复服务是指以中医康复学为理论基础，应用中医方法及有关的科学技术，为功能障碍者提供中医特色康复医疗、训练指导、知识普及、康复护理、辅具服务等服务，包括身体残疾康复、精神疾病康复等内容。为便于与服务贸易区分，在统计过程中，中医特色康复服务只包括对国内居民提供的中医特色康复服务。

4. 中医药健康养老服务

养老服务是指为老年人提供家政服务、疾病护理、精神慰藉等生活照顾性质的服务。结合中医药的理念，中医药健康养老服务是在养老服务的基础上，增加了中医药的元素，融合了中医药与养老服务的特点，用中医药理念、技术、方法为老年人提供养生保健、疾病防治等健康指导，以及提供健康产品和服务的总称，旨在积极把握老年人健康状态，起到加强老年人健康管理的作用。根据国家中医药管理局《关于促进中医药健康养老服务发展的实施意见》，所谓中医药健康养老服务是指运用中医药（民族医药）理念、方法和技术，为老年人提供连续的保养身心、预防疾病、改善体质、诊疗疾病、增进健康的中医药健康管理服务和医疗服务，包括非医疗机构和医疗机构提供的相关服务。其本质是中医药服务在老年人这一特殊群体中的应用。

5. 中医药健康旅游

中医药健康旅游是中医药与旅游的结合，指的是旅游者在旅游过程中以医治、康复、疗养、养生为目的，以旅游目的地独特且底蕴深厚的中医药资源为载体，特别是深厚的中医药文化遗迹具有深刻内涵的人文和自然景观，并与中药材种植、养老服务和中医医疗服务融合，将传统自然观光旅游产业及健康服务产业相统一并融合的一种新兴社会经济活动的总和。其实质就是以旅游为载体，以养生保健、中医医疗、康复为目标的中医药与旅游的叠加。

6. 中医特色健康管理

中医特色健康管理是指为提高身体素质，利用中医药的理念、技术、方法对个体或者群体的健康进行全面检测、分析、评估，提供健康咨询和指导，对健康因素进行干预的健康管理方法，以及对自身未来健康的投资保障活动。其实质也是中医养生保健、治疗、康复服务、技术与管理、经济等学科的结合。为保证统计的相对独立性，主要包括国内医疗机构之外的其他机构提供的中医特色健康管理活动（如健康体检、健康咨询、健康教育等服务）及中医药健康保险。

7. 中医药文化服务

中医药文化产业是文化产业及中医药健康服务产业的共同组成部分，是符合文化产业一般规律并具有中医药文化特色的产业体系，是以中医药文化为内容的有形、无形文化产品、服务的综合，包括中医药文化产品服务（包括中医药文化出版服务、中医药文化广告服务、中医药广播影视产品服务、互联网中医药传媒产品服务及一些其他的中医药文化产品服务）、中医药文化相关服务（包括中医药文化创造与表演活动、中医药艺术表演场馆、中医药文物及非物质文化遗产保护活动、其他中医药文化相关服务）。

8. 中医药教育服务

中医药教育指由各级、各类教育、培训机构提供的与中医药相关的教育服务，包括学历教育、职业教育、职业技能培训等，涵盖公立、民营等不同机构提供的服务，包括院校教育和非院校教育两类。具体而言，中医药教育可以分为3类：一是学历教育，指经教育行政部门批准，由教育、培训机构提供的在完成高级中等教育基础上实施的对国内人员获取中医药学历的高等教育活动；二是职业教育，指经教育行政部门或劳动就业行政部门批准举办的职业初中教育、中等技术学校、中等师范学校、成人中等专业学校、职业高中学校、技工学校等教育活动；三是职业技能培训，指由教育部门、劳动部门或其他政府部门批准举办，由培训机构举办的为提高就业人员就业技能的就业前的培训和其他技能培训活动。为与中医药服务贸易区分，中医药教育服务主要指国内中医药教育服务。

9. 中医药科技服务

中医药科技服务指中医药研究与开发服务及相关科技服务，主要包括中医药学术交流活动、中医药科研外包服务、中医药知识产权使用服务等。为与中医药服务贸易区分，中医药科技服务主要指国内中医药科技服务。

10. 中医药服务贸易

中医药服务贸易指不同国家或地区之间所发生的与中医药服务相关的买卖与交易活动，并区别于中医药产品等实物贸易。从贸易内容角度看，中医药服务贸易主要包括中医药服务（中医药特色养生保健、医疗、康复等服务）、中医药科技服务、中医药教育服务、中医药商务服务和其他中医药相关服务。

11. 相关支撑产业

这是一个宽泛的概念，广义上指所有支撑、促进中医药健康服务发展的产业，涵盖第一、第二、第三产业。狭义上指以促进中医药健康服务发展为目标的相关服务产业，主要包括中医药用品及相关产品销售与租赁、中医药安全监管和评估等。鉴于中医健康服务从三次产业分类上属于第三产业的特点，采用狭义概念有助于了解中医药健康服务业本身的状况。

上述子行业具有不同地位与关系。中医药健康服务以中医预防保健、治疗、康复护理服务为核心与基础，通过与养老、旅游、健康管理及贸易、文化等产业、事业的叠加、交叉，形成一些利用上述中医药服务开展或以上述中医药服务为主要内容的"融合性"行业（事业、产业）。同时，这些中医药服务依赖中医药教育、科技服务提供的人才、技术等核心资源，需要相关产品的租赁与销售以便于完成"服务"，需要相关监管、评估工作以确保"服务"规范。此外，服务需要一定的药品、器械等产品、设备设施作为基础，而这些"产品"的生产加工，归属于农业、工业等三次产业中的第一产业、第二产业。但是，这些产品不是通过农业、工业直接进入"服务"，而是通过"销售"（批发、零售、租赁等服务行业）进入三次产业的。

第二节　供给状况的表达指标分析

中医药健康服务作为中医药的重要部分，是我国独特的卫生资源、潜力巨大的经济资源、具有原创优势的科技资源、优秀的文化资源和重要的生态资源。因此，反映行业运行状况实际上就是反映中医药健康服务的行业规模及其在发挥"五种资源"价值方面的贡献。

一、指标设计的原则与流程

（一）指标设计的原则

为满足中医药健康服务管理与决策中对供方经营状况指标的需要，中医药健康服务供给状况表达指标体系的编制，在遵循一般指标遴选原则基础上，特别强调如下三大原则。

1. 全面真实性

中医药健康服务是一个复杂而多元的系统，是产业与事业的结合，具有行业的广泛性、关联性、综合性等特性。因此，统计指标应科学、客观地反映中医药健康服务事业、产业运行情况，系统而准确地把握中医药健康服务活动特征和发展规律，为中医药健康服务宏观管理与决策提供决策支持。这需要综合考虑各种构成，通过分类、分层、逐级呈现事物的属性与本质，保障各指标能在总和中实现总目标。

2. 独立代表性

指标是对相关概念的操作化、具体化，不能脱离预测与指标构建的目的，应能反映内涵、目的。供方状况表达指标选择旨在全面反映经济情况的同时，力求选取代表性指标突出反映中医药健康服务产业、事业发展状况的重要方面和内容。同时，指标具有独立性，同级指标间尽量不存在因果关联和交叉效应，各种指标间不能存在重叠与包含关系。另外，指标应具有方向一致性，该指标正向或是逆向表示更好，应保持一致。

3. 明确可行性

这要求指标具体明确、可测量、可操作，具有实际应用价值，突出指标体系的可获性和可操作性。一是要求各个测量事物及其指标必须具体、明确，能用具体的语言清晰地说明该事物及其指标；二是要求各种可操作性指标必须是可以测量的，能够用数量化参数或可操作性语言具体明确地表达出来。这就要求在指标设置中，能够定量表达的要用定量指标；只有难以用定量方式表达的，才选择定性、半定量的方式。三是简单便捷。在保证前几条原则的同时，尽量简单、易操作，具有一目了然的判断性，容易被广泛理解和应用。

（二）指标设计的基本流程

1. 指标初建

（1）指标预收集：借鉴相关文献、统计中使用的指标，即利用文献自下而上地汇集指标，初步形成指标池，供指标筛选使用。

（2）指标初步筛选：主要是利用逻辑分析法，对预先收集的指标进行分析，剔除重复、重叠与无法获取、影响甚微的指标，并明确指标的含义与计算公式、数据来源。

本研究中，以中医药健康服务产业的概念及分类为基础，以上述指标编制原则为指导，在参照《国民经济核算制度》《调查单位基本情况统计报表制度》《批发和零售业统计报表制度》《规模以上服务业统计报表制度》《规模以下服务业抽样调查统计报表制度》的基础上，结合中医医院、养老、文化、旅游、教育、贸易、科技、工业等相关统计、调查制度相关要求，初步构建、形成了中医药健康服务产业统计指标体系框架及主要指标。

2. 指标优选

在上述指标基础上，深入中医药管理部门、中医药健康服务其他相关行政部门及相关从业机构，采用现场访谈、座谈等方式，收集相关行业人员对该指标体系的建议（包括指标合理性、可获得性等），对指标进行筛选、修正，进而形成研究所用指标体系。

二、指标体系框架与主要指标界定

（一）指标体系框架

1. 指标体系框架设计的基本思考

（1）通用与专用指标分类：考虑到中医药健康服务是产业与事业的融合，是多个子行业的集合，不同子行业、领域存在一定差异，又有共性的特点，本研究将指标体系分为两类：通用指标（共性指标）、专用指标（个性指标）。其中，通用指标适用于中医药健康服务各级、各类机构；专用指标仅适用于特定类别机构，如中医药健康养老机构。

（2）客观与主观指标结合：考虑到供给状况的核心目的在于了解供方机构的经营状况及其对行业发展的预期、评判，以便研制更适合行业发展的支持性政策，以促进供需均衡状态的实现，而中医药健康服务的最突出贡献表现为"独特的卫生资源""潜力巨大的经济资源"。因此，从内容的角度看，供方表达指标可以分为两大部分：①行业经济与健康贡献：旨在客观反映行业发展状况，包括两方面：一是经济社会贡献，主要通过行业组织、机构数量及其对经济社会发展的贡献反映，考虑采用行业（企业）资产、负债、营业收入、营业成本、营业税金及附加、销售费用、管理费用、财务费用、营业利润、利润总额、应付职工薪酬、从业人员数等指标。二是健康贡献：主要反映中医药健康服务在维护居民健康方面的贡献。突出表现为中医药健康服务的数量及其在整个卫生（健康）服务体系中的地位，可以通过服务量（服务人次、诊疗人次、住院/出院人数等指标反映）、服务量占比（中医药健康服务的服务量占全部医疗卫生服务、健康服务的比例）等反映，只是不同领域有所差异。②行业景气状况：旨在反映从业人员对机构（企业）、行业发展现状、未来的评判，从主观角度反映行业的发展状况。

（3）规上与规下分类统计：考虑到规模以上企事业单位统计制度相对规范的实际，在上述指标基础上，对规模以上企业的经营指标，特别是资源、收支等指标进行细化与拆分，以便更好地反映行业发展的"细节"。当然，考虑到本研究最终收集到的机构数据中，规模以上企业数量有限的客观情况，在后续分析中，大部分地方未对规上、规下企业进行比较分析。

2. 中医药健康服务供方状况表达指标体系框架（图 **1**）

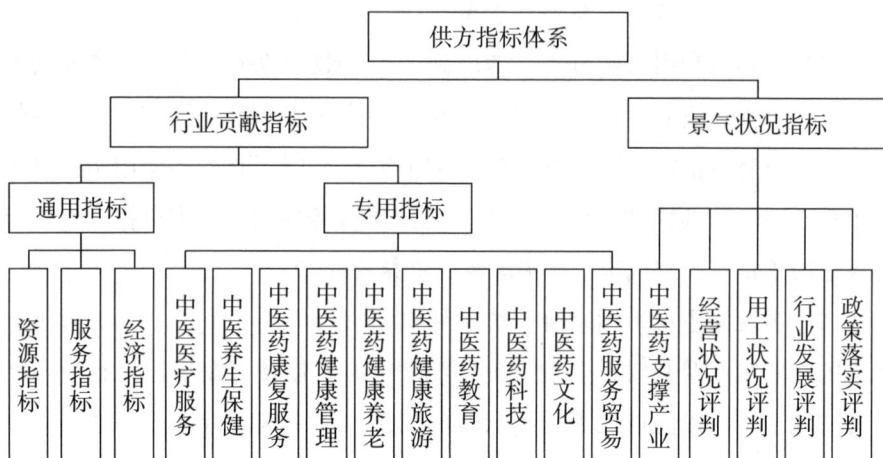

图 1　中医药健康服务供方状况表达指标体系框架

（二）主要指标——行业贡献指标界定

行业贡献指标主要通过如下三类指标体现（其中部分指标划分为通用、专用两类）。

1. 中医药健康服务资源指标

该指标主要是行业从业机构及人力、物力等资源状况。其中，机构数、从业人员数是共性指标，物力资源数作为个性、拓展指标。

（1）机构数：是报告期内以中医药健康服务为主营业务的企事业单位数量，不仅可以从一定侧面反映行业规模，也可以反映社会资本等进入行业的热情与积极性。

（2）从业人员数：可以采用期末人员数、平均人数表示，可以反映行业带动就业的能力，从而反映行业的经济社会贡献。其中，期末人员数是报告期末最后一天 24 小时内在中医药健康服务机构工作，并取得工资或其他形式报酬的人员数。平均人数是报告期内平均拥有可得从业人员数，可以使用月度、季度、年度等平均人数表示。如年平均人数是"报告期内 12

个月平均人数之和/12"或者"报告年内4个季度平均人数之和/4";月平均人数则等于"报告月内每天实有全部人数之和/报告月的日历日数"。同时可以根据机构情况,收集并分析机构专业技术人员数比例,特别是卫生技术人员数。

（3）物力资源数:主要体现为房屋、设备设施等完成相关服务的常用物质资源,如医疗、康复、养老等机构的病床（床位）。根据不同行业特点,物质资源体现不同的物化形态或形式（如表2所示）。但是,从经济的角度,总体上可以以一定的货币形态体现,也就是房屋、设备设施等的"资产"总额。

表2　中医药健康服务子行业专用指标解释

行业名称	物力资源	服务量
中医养生保健服务	房屋建筑面积、业务用房面积	服务人数、服务人次数
中医医疗服务	房屋建筑面积、业务用房面积,床位数,万元以上医疗仪器设备数	诊疗人次数（门急诊人次数）、入院人数、出院人数
中医特色康复服务	房屋建筑面积、业务用房面积,床位数	服务人数、服务人次数,康复人数
中医特色健康管理	房屋建筑面积、业务用房面积	服务人数、服务人次数,中医药健康保险参保人数
中医药健康养老	房屋建筑面积、业务用房面积,床位数	健康档案建立人数
中医药健康旅游	旅游景区数量、5A/4A/3A级旅游景区数,中医药健康旅游示范基地数、中医药健康旅游示范区数	医疗旅游人数、医疗旅游人次数
中医药文化服务	中医药书籍种类、中医药书籍数,中医药广播节目数、中医药电视节目数	中医药广播收听率、中医药电视节目收视率、中医药文化表演场次

行业名称	物力资源	服务量
中医药服务贸易	房屋建筑面积、业务用房面积	接受教育与培训的外国学生数
中医药科技服务	房屋建筑面积、业务用房面积	
中医药教育服务	房屋建筑面积、业务用房面积	在校学生数、毕业生数

2. 中医药健康服务数量指标

主要通过服务发生次数等方式，反映中医药健康服务供给数量及其在整个健康服务中的相对占比（贡献）。

（1）服务人（次）数：主要是在一定地域、一定周期内接受中医药健康服务的居民（外国居民）数量，体现行业的绝对服务量。但是，在不同子行业的统计中，使用的术语并不完全一致。如院校教育的服务人（次）数主要以一定期间内"在校学生数"和"毕业生数"体现；非院校教育主要以培训（服务）人（次）数体现；中医药健康旅游服务人（次）数主要以一定周期内"中医药健康旅游人次数"体现；医疗机构的服务人（次）数通常以"诊疗人次数""住院人次（入院人数或出院人数）"、体检人次数等体现。

（2）服务人次占比：主要是中医药健康服务量占全部医疗卫生服务（健康服务）的比例，反映中医药健康服务的相对服务量。

3. 中医药健康服务经济指标

主要通过经济相关统计中最常用的指标反映中医药健康服务机构的经营状况，并可以据此计算一些延伸指标，如资产负债率、盈利率等。

（1）资产总计：是机构过去的交易或事项形成的、由机构拥有或者控制的、预期会给机构带来经济利益的资源，是机构的"权利"。资产一般按流动性（资产的变现或耗用时间长短）分为流动资产和非流动资产。其中，流动资产可分为货币资金、交易性金融资产、应收票据、应收账款、预付款项、其他应收款、存货等；非流动资产可分为长期股权投资、固定资产、无形资产及其他非流动资产等，根据会计"资产负债表"中"资产总计"项目的期末余额数填报。

（2）负债总计：是机构过去的交易或者事项形成的，预期会导致经济利益流出机构的现时义务。负债一般按偿还期长短分为流动负债和非流动负债，根据"资产负债表"中"负债合计"项目期末余额数填报。

（3）营业收入：是从事主营业务或其他业务所取得的收入，是在一定时期内，中医药健康服务机构销售商品或提供劳务所获得的货币收入（在公立、事业单位用总收入替代，即单位开展业务及其他活动依法取得的非偿还性资金），包括"主营业务收入"（在公立单位、事业单位用业务收入替代）和"其他业务收入"，根据会计"利润表"中"营业收入"项目的本期金额数填报。

（4）营业成本：是中医药健康服务机构销售商品或者提供劳务所消耗的成本（在公立、事业单位用总支出或总费用替代，即单位在开展业务及其他活动中所发生的资金消耗和损失），是企业（单位）在报告期内从事销售商品、提供劳务等日常活动发生的各种耗费，包括"主营业务成本"和"其他业务成本"，根据会计"利润表"中"营业成本"项目的本期金额数填报。

（5）应付职工薪酬：指中医药健康服务机构为获得职工提供的服务而给予各种形式的报酬及其他相关支出，包括职工工资、奖金、津贴和补贴，职工福利费，医疗保险费、养老保险费、失业保险费、工伤保险费和生育保险费等社会保险费，住房公积金，工会经费和职工教育经费，非货币性福利，因解除与职工的劳动关系给予的补偿，其他与获得职工提供的服务相关的支出。执行《企业会计准则》或《小企业会计准则》的企业，根据会计科目"应付职工薪酬"的本年贷方累计发生额填报；执行其他企业会计制度的企业，应将本年上述职工薪酬包含的科目归并填报。

第三节　供给状况调查的样本选择

一、调查对象与调查方法

（一）调查对象

依据前述行业定义与调查指标的设计，本研究的供方调查对象为中医药健康服务相关机构，具体而言主要包括中医医疗服务机构、中医养生保健机构、中医特色康复机构、中医药健康养老机构、中医药文化机构、中医药健康旅游机构、中医药贸易机构、中医特色健康管理机构、中医药教育机构、中医药科技机构、中医药健康服务相关支撑机构。

考虑到供给调查旨在了解机构的经营状况，而财务人员、企业负责人往往是对这类信息更了解的人。因此，实际调查中，主要选择辖区内从事中医药健康服务的企业、事业单位的主要负责人作为调查对象。

（二）调查方法

调查采用现场问卷填写方式收集相关数据。按照预先设计的调查表（详见附录 2），由企业、事业单位指定一位了解本单位经营状况的人员填写。原则上，填答数据要在调查人员监督下现场填写。考虑到部分机构存在经营数据的发布权限问题，对于存在此类问题的机构，以由机构填报人在指定时间内（通常是调查时点后 1 天内）填报好之后，交给调查人员的方式完成。

二、抽样过程

（一）确定调查点

鉴于研究选题的特定性，调查范围为江西省 11 个设区市、100 个县（市、区）。其中，调查点的选择、抽取主要借鉴国家《2017 年中国公民中医药健康文化素养调查工作方案》（国中医药办新发〔2017〕24 号），综合考虑地理区域及代表性、可行性和经济有效性等因素，确定选择 15 个县（市、区）作为调查范围，占全省县级区划数的 15%，略超过 2017 年全国中医药健康文化素养调查比例（共调查 336 个县级区划，占全国 2851 个县级区划数的 11.78%）。鉴于地域及人口、经济规模对中医药健康服务总量的重要影响，以区位与人口、经济规模作为主要依据抽取调查县（市、区）。其中，考虑到省会城市的特殊性及省会南昌市在全省 GDP 总量中的比重（占比超过 1/5），从南昌市选择 3 个县（市、区）、其他地市选择 12 个县（市、区）作为调查地区；考虑到不同地域在经济、文化等存在差异，将其他 10 个地市、91 个县（市、区）分为赣南（赣州、萍乡、吉安三地市，36 个县、市、区，向南毗邻广东，向西毗邻湖南，向东毗邻福建）、赣中（宜春、抚州、新余三地市，23 个县、市、区，向西毗邻湖南，向东毗邻福建）、赣北（九江、景德镇、上饶、鹰潭四地市，32 个县、市、区，向北毗邻湖北、安徽）三大片区；考虑到经济规模往往与人口规模相互影响，采用 GDP 总量和人均 GDP 结合作为经济、人口规模的综合反映指标。

1. 省会城市调查县（市、区）的选择

将南昌市 9 个县（市、区）根据人均 GDP 大小分为三个层次，在每个层次中随机抽取 1 个作为样本地区。最后确定进贤县、东湖区、西湖区作为调查地点。

2. 其他地市县（市、区）的选择

在赣北、赣中、赣南三大区域中，分别依据 GDP 总量和人均 GDP 大小排名分为两个层次，两者结合形成 6 个类别，从每个类别中随机抽取 2 个县（市、区）作为调查对象。其中，每个片区所有县（市、区）分别按照 GDP 总量、人均 GDP 总量排序，排序均较为靠前的为一类，其他的分为一类。据此，随机抽取 12 个县（市、区）作为调查对象。其中，北部地区四地：永修县（九江市）、德兴市（上饶市）、月湖区（鹰潭市）、昌江区（景德镇市）；中部地区四地：樟树市（宜春市，省直管县）、丰城市（宜春市）、南城县（抚州市）、渝水区（新余市）；南部地区四地：章贡区（赣州市）、会昌县（赣州市）、青原区（吉安市）、湘东区（萍乡市）。

至此，选择 15 个样本地作为调查地点（见表 3）。其中，县 4 个（占全省县的 6.06%）、县级市 3 个（占全省县级市的 27.27%）、市辖区 8 个（占全省市辖区的 34.78%）。

表 3　2016 年 15 个样本地区经济、人口规模排名

区域	样本地	区域人口排名	区域 GDP 排名	区域人均 GDP 排名
省会（9）	东湖区	4	4	4
	西湖区	5	3	3
	进贤县	2	7	8
北部（32）	永修县	16	15	17
	德兴市	24	17	10
	月湖区	28	8	3
	昌江区	31	5	1
中部（23）	南城县	15	12	5
	渝水区	5	1	1
	丰城市	1	2	12
	樟树市	6	4	3
南部（36）	章贡区	14	1	2
	会昌县	10	24	32
	湘东区	17	3	5
	青原区	31	25	7

（二）抽取样本点

鉴于供、需、政府三方共同调查的特殊需求，以村（居）委会作为调查的基础单元（本研究统称为"样本点"）。借鉴世界卫生组织（WHO）药品价格抽样调查的思路，考虑到中医药健康服务可能存在一定的区域辐射性，而大部分政府所在地为本地经济、文化中心，故以政府驻地为中心向四周发散选择调查点。采用分层多阶段抽样方法，完成样本点的选择：每个调查县（市、区）随机抽取 2 个街道（其中，1 个为县级政府驻地）及 1 个乡镇，若该县（市、区）街道或乡镇数量不足，则以乡镇或街道代替。

每个街道抽取 2 个居委会（其中，1 个为街道办驻地），居委会数量不足或街道办驻地为村委会的，以村委会补充；每个乡镇抽取 2 个村委会（其中，1 个为乡镇政府所在地），村委会数量不足或乡镇政府驻地为居委会的，以居委会替代）。样本点抽取过程见图 2。

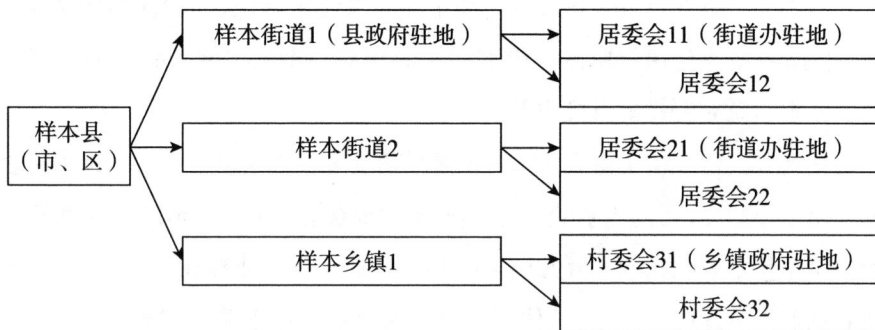

图 2　样本点抽取过程简图

（三）抽取样本

主要采用整群抽样方法。但考虑到相关部门掌握的信息不够完整、企业与事业单位管理主体有一定差异等问题，分两类分别处理。

1. 企业机构的筛选

通过市场监督管理局（工商行政管理局，以下简称"市场局"）企业注册信息管理系统抓取样本机构。具体过程如下。

（1）企业检索：根据课题组提供的检索字段，在工商登记注册系统中检索样本居委会（村委会）所在地企业（个体）名称、经营范围、注册时间等，获取样本居（村）委会中医药健康服务企业（个体）名录。

（2）企业筛选：确定中医药健康服务企业（个体）名录后，由课题组根据企业名称、经营范围进行二次筛选，剔除明显不属于中医药健康服务范畴的企业（个体），形成调查企业（个体）名录。纳入标准：开业时间＜2018 年；经营场所或注册地址位于样本点；经营范围、企业名称推断属于中医药健康服务机构。

（3）样本确定：鉴于部分机构不能及时在市场管理登记系统中进行更

新的实际情况，以及预调查中发现很多小微企业已经无法联络到位的情况。在筛选出企业名单后，由当地市场药品监督管理、卫生健康等部门协助，与企业取得联系，确定仍在运营且未失联的机构作为调查对象。

2. 事业单位抽样

鉴于一些事业单位未在市场局登记注册系统中登记，而医疗卫生机构、养老院等在卫生健康、民政主管部门中有相对详细的备案，故从相关部门获取样本信息完善样本点机构名录。

最终共获得604个供方机构。从规模角度看，规模以上（指的是年营业收入超过2000万元的工业企业、年批发营业额在2000万元以上的批发企业、年零售营业额在500万元以上的零售企业、年营业额在1000万元以上或者从业人员50人以上的其他服务业经营企业，以下简称"规上"）为86家，规模以下（达不到上述规上标准的企业，以下简称"规下"）为518家，规下机构数量居多，占85.76%。从所在领域看，中医养生保健机构为96家，中医特色康复机构为2家，中医药健康养老机构为61家，中医药健康旅游机构为1家，中医特色健康管理机构为4家，中医医疗服务机构为194家，中医药科技服务企业为2家，中医药健康服务相关支撑产业机构为244家；中医药健康服务相关支撑产业、中医医疗服务机构数量最多，分别占40.40%、32.12%，合计占比接近3/4（见表4）。

表4　事业单位抽样调查机构数量表

机构所在领域	机构规模数量及占比				合计	
	规上	占比（%）	规下	占比（%）	数量	占比（%）
中医养生保健	2	2.08	94	97.92	96	15.89
中医特色康复	0	0.00	2	100.00	2	0.33
中医药健康养老	0	0.00	61	100.00	61	10.10
中医药文化	0	0.00	0	0.00	0	0.00
中医药健康旅游	1	100.00	0	0.00	1	0.17
中医药服务贸易	0	0.00	0	0.00	0	0.66

机构所在领域	机构规模数量及占比				合计	
	规上	占比（%）	规下	占比（%）	数量	占比（%）
中医特色健康管理	0	0.00	4	100.00	4	0.00
中医医疗服务	29	14.95	165	85.05	194	32.12
中医药教育服务	0	0.00	0	0.00	0	0.00
中医药科技服务	1	50.00	1	50.00	2	0.33
相关支撑产业	53	21.72	191	78.28	244	40.40
合计	86	14.24	518	85.76	604	100.00

注：上述机构数量为获得信息的有效机构数量。

第二章
中医药健康服务供给状况实证分析

第一节　调查单位基本情况

一、调查地点概况

本次调查共涉及 15 个县（市、区）45 个街道（乡镇），占调查地区街道（乡镇）的 19.57%，其中，街道（20 个）、乡镇（25 个）分别占调查地区街道、乡镇的 31.75%、14.97%；涉及 90 个村（居）委会，占调查地区村（居）委会总数的 2.95%，其中，居委会（53 个）、村委会（37 个）分别占调查地区居委会、村委会总数的 6.21%、1.69%。

二、调查机构概况

本次调查共涉及中医药健康服务机构 604 家，其中，樟树市的机构数量最多，为 89 家，其他多数地域机构数量在 40 家左右。调查显示，2017 年规上机构资产、税金较 2016 年上涨明显，有统计学意义；而规上机构负债、收入、成本、利润、从业人员数和规下机构资产、负债、收入、成本、税金、利润、从业人员数等增长均不明显（见表 5）。由此可见，从整个行业角度看，国家激励政策的经济效应尚未完全释放出来。

表5　调查机构核心经济指标简况

统计指标	规上机构			规下机构		
	N	平均值	P	N	平均值	P
资产2017	64	129424.62	0.013	221	1942.91	0.605
资产2016	64	113624.31		221	2007.67	
负债2017	68	79327.83	0.931	376	264.58	0.987
负债2016	68	78833.26		376	263.24	
收入2017	68	170310.89	0.448	208	1376.46	<0.001
收入2016	68	179331.72		208	1251.46	
成本2017	61	157651.58	0.110	179	1353.88	0.002
成本2016	61	179256.52		179	1224.25	
税金2017	46	1425.99	0.023	206	38.90	0.163
税金2016	46	1073.36		206	28.35	
营业利润2017	52	17296.80	0.263	208	139.83	0.057
营业利润2016	52	23785.86		208	100.13	
应付薪酬2017	55	13234.02	0.091	96	827.69	0.610
应付薪酬2016	55	12333.51		96	806.77	
从业人数2017	22	303.77	0.229	2	129.00	0.500
从业人数2016	22	294.91		2	149.00	

注：经费数据单位为千元，人数单位为人；分析个数 N 与调查数的差异主要是因为部分机构两年数据不完全匹配，假设检验时将其剔除。

第二节　各类机构经营状况

本研究主要对中医养生保健机构、中医医疗服务机构、中医特色康复机构、中医药健康养老机构、中医药健康旅游机构、中医特色健康管理机构、中医药健康服务支撑产业机构等的经营状况进行分析。

一、中医养生保健机构经营状况

（一）发展现状

1. 机构概况

本次调查共获 96 家中医养生保健机构的信息，剔除不完整的无效信息，纳入分析的共 90 家机构，占 93.75％；其中，规上企业为 1 家，规下企业为 89 家。2017 年新开业的规下企业有 45 家（50.56％）。从地区来看，樟树市占比最大（占 24.72％），其次为丰城市（占 14.61％）；从登记注册类型来看，规下中医养生保健调查样本企业包含私营独资（占 62.92％）、私营合伙（占 21.35％）、私营有限责任公司（占 3.37％）、股份合作（占 2.25％）、其他有限责任公司（占 1.12％）及其他类型（占 8.99％）六类。由于其他有限责任公司仅有 1 家，后面分注册类型的统计结果将不包含该类型注册企业的分析内容。

2. 设备设施基本情况

（1）固定资产原价和养生保健设备原价：中医养生保健机构 2017 年固定资产原值最大值为 400 万元，最小值为 0.3 万元，中位数为 10 万元，约 40.00％的企业固定资产原价低于 5 万元，超过一半的企业固定资产原价低于 10 万元，仅 5 家（5.88％）企业达到 100 万元以上；养生保健设备原价最大值为 150 万元，最小值为 0 元，中位数为 2 万元，养生保健设备原价低于 1 万元的占 38.8％，低于 10 万元的占 85.00％，仅 2 家达到 100 万元及以上。与 2016 年相比，固定资产和养生保健设备原价略有增加，说明江西省中医药养生保健行业投入有所加大。

从地区看，规下中医养生保健机构 2017 年平均固定资产原价最高的是南城县，最大值位于丰城市，最小值在昌江区；平均养生保健设备原价最高的地区是月湖区，最大值位于樟树市，但樟树市、丰城市、东湖区、会昌县、南城县和章贡区均有部分规下企业养生保健设备投入为 0 元。从注册类型来看，规下中医养生保健机构 2017 年平均固定资产原价和养生保健设备原价最高的注册类型均为私营独资。

（2）房屋建筑面积和业务用房面积：2017年经营面积最大的企业房屋建筑面积达到3000平方米，最小的企业房屋建筑面积仅为20平方米，中位数为100平方米；业务用房面积最大值可达到3000平方米，最小的仅为12平方米，中位数为80平方米，有58.8%的企业业务用房面积低于100平方米，仅1家企业在1000平方米以上，可见江西省中医养生保健机构业务用房面积相对较小。与2016年相比，房屋建筑面积和业务用房面积均有所增加，表明我省中医养生保健机构的营业面积在逐渐扩大。

从地区看，2017年中医养生保健机构平均房屋建筑面积和业务用房面积最大的均为青原区，但房屋建筑面积和业务用房面积最大值位于丰城市。从登记注册类型来看，2017年中医养生保健机构平均房屋建筑面积和业务用房面积最大者均为股份合作，其次是私营股份有限公司，但房屋建筑面积和业务用房面积最大的企业注册类型为私营独资。

（3）资产及负债情况：规下企业2017年资产总计最大值高达1000万元，最小值仅为0.5万元，中位数为10万元。有64.00%的企业资产总计超过10万元，15.1%的企业超过100万元，有1家高达1000万元。有31.50%的中医养生保健机构存在负债情况，其中17%的企业负债超过10万元，负债最高的可达48万元。

从地区看，2017年中医养生保健机构平均资产总计最高的为会昌县，但其最大值位于丰城市，东湖区、昌江区、湘东区、渝水区、青原区和章贡区资产总计均低于100万；有负债情况的机构数量最多的地区为月湖区，负债最大值的机构位于永修县。从注册类型来看，2017年中医养生保健机构平均资产总计最高的注册类型为股份合作，但资产总计最大值和最小值的机构注册类型为私营独资；负债最大的机构注册类型为私营独资。

3. 盈利能力

（1）营业成本和收入：根据现有信息，从营业收入来看，规下企业年营业收入最高的达到800万元，中位数为11万元，有2家企业的营业收入为0元，有45.3%的企业2017年的营业收入低于10万元，有10.5%的企业营业收入超过100万元。从营业成本来看，2017年规下企业营业成本最高的约 700 万元，有 4 家企业的营业成本为 0 元，主要是利用自家店铺开店，无须付租金，有 53.5％的企业营业成本低于 10 万元，有 8.1％的企业营业成本超过 100 万元，有 1 家企业营业成本超过 500 万元。与 2016 年相比，2017 年中医养生保健机构（规下）的营业收入和成本均有所增加。

从地区看，2017 年不同地区中医养生保健机构的营业成本和收入有较大差异。平均营业收入和成本最高的地区均为南城县，但营业收入和成本均最高的机构位于丰城市，丰城市和德兴市有部分企业存在营业收入为 0 元的情况。

从注册类型看，2017 年中医养生保健机构平均营业收入和成本较大的注册类型均为股份合作，但营业收入和成本最大值的企业类型为私营独资。

（2）利润总额和应付职工薪酬：2017 年规下中医养生保健机构利润最高的达到 80 万元，最小值为 0 元，中位数为 4 万元，有 16.7％的企业 2017 年的利润总额低于 1 万元，有 76.2％的企业低于 10 万元，仅 1 家企业利润总额超过 50 万。2017 年规下企业职工薪酬最高达 500 万元，最小值为 0 元（占 25.6％），主要是老板即是员工的情况，有 34.9％的企业职工薪酬低于 1 万元，有 29.1％的企业高于 10 万元，仅 1 家企业高于 100 万元。与 2016 年相比，2017 年中医养生保健机构的利润总额显著增加，且应付职工薪酬最大值增加明显。

从地区看，2017 年中医养生保健机构平均利润总额最高的是樟树市，但利润总额最大值的企业位于丰城市，樟树市、丰城市、德兴市、月湖区、会昌县、渝水区和章贡区均存在利润总额为 0 元的企业，其中德兴市占比最大（25.00％）。2017 年中医养生保健机构平均职工薪酬较高的地区为会昌县和南城县，但职工薪酬最大值的企业位于丰城市。除月湖区、湘东区、南城县、青原区外，其他地区均存在部分规下企业职工薪酬为 0 元的情况，且樟树市占有比例最高（45.5％），其次为德兴市（13.6％）。

从注册类型看，2017 年中医养生保健机构平均利润最高的企业注册类型为股份合作，但利润最大值的企业注册类型是私营独资，除股份合作类

型外，其他类型均存在利润总额为 0 元的情况，其中私营独资占比最高
（50.00%）。2017 年中医养生保健机构平均职工薪酬最高的注册类型是股份
合作，而职工薪酬最高的企业类型是私营独资，但私营独资和私营合伙等
注册类型均存在职工薪酬为 0 元的情况，且私营独资占有比例最高
（68.2%）。

4. 人力资源情况

2017 年中医养生保健机构的从业人员数最大值为 130 人，最小值仅为
1 人，中位数为 3 人，企业从业人员在 10 人以上的不超过 20%。2017 年中
医养生保健机构技术人员最大值为 50 人，最小值为 0，中位数为 2 人，有
10 家规下企业无技术人员（11.2%）。仅有 1 个从业人员的规下企业有 13
家（14.8%），通常表现为一个人员既是老板又是员工，负责服务及其组织
管理等各项工作，其中有 10 家的老板还要充当技术人员。总体而言，企业
规模相对较小者，仅有 1 家企业从业人员超过 100 人，且技术人员欠缺，仅
1 家企业从业人员达到 50 人。与 2016 年相比，2017 年中医养生保健机构的
从业人员人数显著降低，但技术人员最大值有所升高，可见江西省中医养
生保健机构的规模正在向小而精的趋势发展。

从地区看，2017 年中医养生保健机构平均从业人员最多的地区是南城
县，其次是会昌县，但从业人员最大值的机构位于湘东区，仅有 1 个从业人
员的企业主要分布在樟树市（38.50%）。2017 年中医养生保健机构平均技
术人员最多的地区是南城县，但技术人员数最多的机构位于丰城市。樟树
市、丰城市和章贡区均存在技术人员为 0 的企业，且樟树市占比最大
（80.00%）。

从注册类型看，2017 年中医养生保健机构平均技术人员最多的地区是
南城县。私营独资、私营合伙等类型的企业均存在技术人员为 0 的情况，其
中私营独资占比最大（70.00%）。

5. 服务范围及服务水平

（1）服务范围：中医养生保健服务提供的主要业务集中在拔罐、刮痧、
针灸、推拿等传统中医养生技术；从服务产品与形式角度看，产品种类不

多，附加值不高，服务形式单一，产品与形式创新性不强。

（2）服务水平：2017年，中医健康保健规下企业报告期服务人次最多的高达64800人次，但仍有11家小规模企业、个体企业的年客流量不到100人次，其中最低的企业年客流量只有10人次。从期末会员人数来看，2017年期末会员人数最高可达到2000人，但有28.17％的企业期末会员人数为0。与2016年相比，年平均客流量和期末会员人数均有所减少。

从地区来看，2017年中医养生保健机构平均客流量最大的地区是湘东区，平均期末会员人数最高的地区是会昌县，但年客流量和期末会员人数最大的企业位于丰城市；除月湖区和青原区外，其他地区均存在期末会员人数为0的企业，且樟树市所占比例最高（40.00％）。

从不同企业的注册类型来看，2017年中医养生保健机构平均客流量和期末会员人数最大的企业类型均为股份合作，部分小规模的私营独资、私营合伙规下企业客流量和期末会员人数较少，且都存在期末会员人数为0的情况，其中私营独资所占比例最高（75.00％）。

（二）生产景气状况

1. 企业盈利与资金使用情况

大部分中医养生保健机构认为本季度盈利与上季度持平。不同地区、企业控股的机构无明显差异。导致中医养生保健机构本季度利润变动的影响因素均是业务量。绝大多数中医养生保健机构认为本季度税费与上季度相比变化不大。不同地区、企业控股的机构，该情况无差别。

绝大多数中医养生保健机构资金周转正常。不同地区和企业控股的机构资金周转情况差异不大。近1/3的中医养生保健机构出现资金紧张，其原因主要是工资等刚性支出较多、存货资金占用较多、融资成本高。不同地区的机构资金紧张的主要原因相似。超过75％的中医养生保健机构下季度固定资产投资计划与去年同期持平。不同地区、企业控股的机构，该情况无明显差异。38.00％的中医养生保健机构存在外部融资，其外部融资的主要来源是银行借贷和民间借款。不同地区、企业控股的机构外部融资来源稍有差异（见表6）。

表6　不同中医养生保健机构外部融资来源情况

地区及企业控股		银行贷款	民间借款	专项资金	非银行类金融机构	其他
		N（%）	N（%）	N（%）	N（%）	N（%）
总体		10（31.25）	8（25.00）	3（9.38）	1（3.12）	10（31.25）
地区	省会	0（0.00）	1（50.00）	0（0.00）	1（50.00）	0（0.00）
	北部	5（38.46）	4（30.77）	2（15.38）	0（0.00）	2（15.38）
	中部	3（27.27）	2（18.18）	0（0.00）	0（0.00）	6（54.55）
	南部	2（33.33）	1（16.67）	1（16.67）	0（0.00）	2（33.33）
企业控股	集体控股	1（100.00）	0（0.00）	0（0.00）	0（0.00）	0（0.00）
	私人控股	8（29.63）	5（18.52）	3（11.11）	1（3.70）	10（37.04）
	其他	1（25.00）	3（75.00）	0（0.00）	0（0.00）	0（0.00）

2. 用工情况

大多数中医养生保健机构本季度用工需求与上季度相比基本持平，且下季度计划用工也变化不大。不同地区和企业控股的中医养生保健机构在用工需求上无明显差异。

69.41%的中医养生保健机构出现不同程度的"招工难"问题，且超过一半机构认为"招工难"的情况比较严重（占34.12%）或非常严重（占8.24%）。其主要原因是求职者对薪酬期望过高、符合岗位要求的应聘者减少和招聘渠道不畅。不同地区的中医养生保健机构出现"招工难"问题的原因相近。

中医养生保健机构对用工人员需求情况分析结果显示，约65%的中医养生保健机构缺少不同类型的用工人员，其中最缺少的是普通技工（或销售人员、普通服务人员）和医学相关专业技术人员（如卫生专业技术人员、医学专业人员、护士、康复人员）。分层结果显示，除了均对普通技工有较大需求外，省会和北部地区对科研人员需求比例较高，中部和南部地区对高级技工的需求更高；集体控股机构主要缺少高级技工和普通技工，私人控股机构对经营管理人员的需求也较大。

3. 相关政策落实情况

仅 16.67％的中医养生保健机构受益于相关政策的帮助和支持,不同地区和企业控股的机构,该情况无显著差异。收益的政策主要是简政放权、创新支持和减税降费,不同地区有较大差异,省会主要受益于创新支持,中部地区主要受益于简政放权和减税降费。

可见大部分中医养生保健机构对本季度本企业经营状况评价、对下季度预期,以及对本季度本企业运行状况评价、对下季度的预期均一般,不同地区和企业控股的机构,该情况无明显差异。从企业对下季度国内宏观经济形势的预期结果来看,63.29％的中医养生保健机构对整体趋势预期一般,不同地区和企业控股的机构,该情况差异不大。

综上所述,江西省中医养生保健机构多以规下企业为主,且资产不足、发展水平不高、缺乏龙头企业、结构不均衡等问题较为突出。从规模上看,企业规模相对较小,多数为中小微企业,规模小、分布散,行业聚集效应差,且缺乏龙头企业;从注册类型看,中医养生保健机构企业注册类型相对单一,大部分为私营独资或私营合伙。从基础设备上看,虽然基层中医药健康服务组织的营业面积相对较大,但大多数企业固定资产及相关设备设施较少。从经营水平上看,经营收益较低,且负债情况较为严重。从从业人员上看,从业人员数量较少,企业对专业技术人员需求强烈,调查显示,约2/3企业、个体反映所需的各种专业技术人员缺乏、招工困难。从服务范围和质量来看,创新能力不强,产品结构单一;在缺少行业许可的情况下,市场管理部门难以有效地确定企业的实际经营情况,使得行业具有很高的跨领域经营现象,甚至部分企业有利用直销掩盖传销行为的可能性,这些都会误导社会大众,对中医药健康服务这一具有重要优势的产业产生严重的负面影响。

因此,从企业角度,必须抓住中医药健康服务发展的"大好时机",提高规范意识,提升自身管理水平,主动对接市场需求;从行业角度,必须尽快建立行业协会,完善行业标准与规范,促进龙头企业的涌现;从政府层面,必须加大企业投融资支持力度,加快专业人才培养体系建设,加强宣传与引导。特别是不能过分夸大甚至误解"放管服"的要求，而是要主动承担起行业监管职责，大力加强广告、宣传等经营行为的规范。

二、中医医疗服务机构经营状况

（一）发展现状

1. 基本概况

本次调查中医医疗服务机构共 188 家，其中规上机构为 29 家，规下机构为 159 家。规上机构最早开业时间是 1950 年，最晚是 2013 年，2000 年之后开业的机构仅为 6 家（20.00%）；规下机构最早的开业时间为 1949 年，2017 年新开业的有 6 家，2000 年之后开业的机构有 81 家（50.94%）。

从地区来看，樟树市有 22 家规下机构，占有比例最高，其次为丰城市。从登记注册类型来看，规下机构包含私营独资、私营合伙、私营有限责任公司、股份合作、其他有限责任公司及其他类型六类，其中私营独资占比最高，其次为私营合伙，其他所有类型仅占 15.83%。部分规上和规下机构注册类型仅为 1 家的在后续分注册类型的统计结果中将不呈现。

2. 规上机构经营情况

（1）固定资产原价：2017 年固定资产原价最大值为 27392 万元，最小值为 0.6 万元，中位数为 819.95 万元，其中有 3 家固定资产低于 100 万元，有 12 家超过 1 亿元，有 2 家超过 10 亿元。与 2016 年相比，绝大多数规上机构固定资产有所增加，但增长幅度较小。

（2）资产总计和负债：2017 年资产总计最大值为 172898.2 万元，最小值为 1.4 万元，中位数为 2054.3 万元，其中有 2 家资产总计低于 100 万元，有 19 家超过 1 亿元，有 5 家超过 10 亿元。2017 年负债情况最大值为 172898.20 万元，最小值为 0 万元，中位数为 243.40 万元，负债超过 100 万元的有 22 家（75.86%），超过 1000 万元的有 10 家（34.48%），有 3 家负债超过 1 亿元，1 家超过 10 亿元。与 2016 年相比，绝大多数规上机构资产增加，负债情况有所减少，但减少幅度不明显，表明江西省中医医疗服务规上机构负债情况仍较为严重。

（3）营业收入和成本：2017 年营业收入最大值为 22490.3 万元，最小值为 1.2 万元，中位数为 1328.85 万元，营业收入超过 100 万元的有 22 家（75.86％），仅 2 家营业收入低于 100 万元，超过 1000 万元的有 10 家（34.48％），有 3 家营业收入超过 1 亿元，1 家超过 10 亿元。2017 年营业成本最大值为 20386.1 万元，最小值为 1.20 万元，中位数为 1044.50 万元，营业成本超过 100 万元的有 24 家（88.89％），超过 1000 万元的有 15 家（55.56％），有 2 家营业成本超过 1 亿元。与 2016 年相比，大多数规上机构营业收入和成本有所增加，但增加幅度差异较大。

（4）主营业务收入和成本：2017 年规上机构主营业务收入最大值为 22490.30 万元，最小值为 0.7 万元，中位数为 636.10 万元。有 4 家主营业务收入低于 100 万元，15 家低于 1000 万元，仅 2 家主营业务收入超过 1 亿元。2017 年主营业务成本数据最大值为 20386.10 万元，最小值为 0.40 万元，中位数为 519.60 万元。有 4 家主营业务成本低于 100 万元，有 12 家低于 1000 万元，仅 1 家主营业务成本超过 1 亿元。与 2016 年相比，多数规上机构主营业务收入和成本有所增加，但增幅不明显。

（5）营业利润：2017 年规上机构营业利润最大值为 1021.4 万元，最小值为 0 元，中位数为 175.75 万元，有 3 家营业利润为 0 元，有 5 家超过 100 万元，仅有 1 家营业利润超过 1000 元。就现有数据来看，2017 年规上机构的营业利润相较于 2016 年有所降低。

（6）利润总额：2017 年规上机构利润总额最大值为 17816 万元，最小值为 0 元，中位数为 159.6 万元。利润总额低于 100 万元的有 4 家，低于 1000 万元的有 12 家，仅 1 家利润总额超过 1 亿元。与 2016 年相比，多家规上机构的利润总额有所下降。

（7）应付职工薪酬：2017 年应付职工薪酬最大值为 4403 万元，最小值为 0.10 万元，中位数为 536.50 万元，有 3 家应付职工薪酬低于 100 万元，仅有 6 家高于 1000 万元。就现有数据来看，2017 年规上机构的应付职工薪酬相较于 2016 年有所增加。

（8）人力资源情况：2017 年规上机构从业人员最大值为 17306 人，最小值为 62 人，中位数为 203 人，有 5 家从业人员低于 100 人，仅有 4 家高于 1000 人，1 家人数大于 10000 人。就现有的同时填报 2016 年和 2017 年数据的机构报告情况来看，2017 年规上机构的从业人员相较于 2016 年变化不大。

（9）服务水平：2017 年规上机构服务水平最大值为 132745 人次，最小值为 18 人次，中位数为 24240 人次，仅有 3 家服务人次高于 10 万人次，有 6 家低于 1 万人次，其中有 2 家服务人次低于 100 人次。

3. 规下机构经营情况

（1）固定资产原价：规下机构 2017 年固定资产原价最大值为 724.3 万元，最小值为 0.2 万元，中位数为 6 万元。约一半的机构固定资产原价低于 5 万元，60.4% 的固定资产原价低于 10 万元，仅 17 家（10.4%）企业达到 100 万元以上。与 2016 年相比，固定资产相对增加，说明江西省中医药医疗服务行业投入有所加大。

从地区来看，固定资产原价最大值在青原区，最小值在会昌县；从注册类型来看，固定资产原价最大值的注册类型为国有，最小值的注册类型为集体。

（2）资产及负债情况：规下机构 2017 年和 2016 年的平均资产总计差别不大，但 2017 年负债合计大部分要高于 2016 年；不同地区规下机构 2017 年的资产总计存在显著差异，平均资产总计最高的为东湖区，但其最大值的机构位于进贤县；平均负债最高的为进贤县，其最大值的规下机构位于东湖区。从注册类型来看，2017 年平均资产和负债最高的均为国有。

（3）盈利能力：规下机构 2017 年的营业收入和营业成本均普遍高于 2016 年；从地区来看，2017 年营业收入最大值在德兴市，最小值在湘东区；营业成本最大值为章贡区，最小值为渝水区和章贡区。从注册类型来看，2017 年营业收入和营业成本最高的和最低的皆为国有。

（4）期间费用：规下机构 2017 年的期间费用略高于 2016 年，且占比最大的均为人员经费支出，最小的为卫生材料费用。从地区来看，2017 年卫生材料费、药品费用和人员经费支出最高的地区均为进贤县；从注册类型来看，2017 年卫生材料费、药品费用和人员经费支出最高的注册类型均为国有。

（5）人力资源情况：规下机构 2017 年人力资源数量与 2016 年相差不大，但均存在卫生人员、卫生技术人员和编制人数为 0 的情况。从地区来看，2017 年规下机构卫生人员和卫生技术人员最多的是章贡区，编制人员数差别较大；从注册类型来看，2017 年人力资源数量存在较大差异，卫生人员数、卫生技术人员数和编制人员数最多的注册类型为国有，集体和私营合伙的单位人力资源人数普遍较少。

（6）科室情况：规下机构 2017 年科室数和中医科室数与 2016 年差别不大，但均存在科室数为 0 的情况。从地区来看，2017 年科室数最多的为进贤县，中医科室数普遍较少，且均存在科室数为 0 的情况；从注册类型来看，不同注册类型中医医疗服务机构科室数和中医科室数存在差异，科室数最多的注册类型为国有，但中医科室数最多的为私营独资。

（7）服务水平：规下机构 2016 年床位数显著高于 2017 年最大值，诊疗人次数和出院人数，2017 年的最大值高于 2016 年，但 2016 年和 2017 年床位数、诊疗人次数和出院人数均存在为 0 的情况。从注册类型来看，2017 年床位数、诊疗人次数最多的注册类型均为国有。

（二）生产景气状况

共有 26 家规上机构和 153 家规下机构填写生产景气数据，以下是调查结果分析情况。

1. 企业盈利与资金使用情况

总体来看，超过一半的中医医疗服务机构认为本季度盈利与上季度持平。不同规模间有较大差异，规上机构本年度盈利相比上季度增加，而规下机构大多持平，甚至减少；不同地区、企业控股的机构无明显差异。导致中医医疗服务机构本季度利润变动的影响因素均是业务量，且不同规模、地区、企业控股的机构情况无显著差异。

绝大多数中医医疗服务机构认为本季度税费与上季度相比变化不大。不同规模、地区、企业控股的机构，该情况无差别。

从资金周转情况来看，绝大多数中医医疗服务机构资金周转正常。不同地区资金周转情况不同，南部地区资金紧张比例显著高于其他地区。不同规模、企业控股的机构资金周转情况差异不大。

部分中医医疗服务机构出现资金紧张，其原因主要是工资等刚性支出较多、存货资金占用较多、存货资金回笼慢。

超过85％的中医医疗服务机构下季度固定资产投资计划与去年同期持平。不同规模、地区、企业控股的机构，该情况无明显差异。

约80.00％的中医医疗服务机构不存在外部融资情况，出现外部融资情况的机构的主要来源是银行借贷和民间借款。不同规模、地区、企业控股的机构，外部融资来源无明显差异。

2. 用工情况

大多数中医医疗服务机构本季度用工需求与上季度相比基本持平，且下季度计划用工也基本不变。不同规模、企业控股的中医医疗服务机构在用工需求上有显著差异，规上机构本季度用工需求上升比例明显高于规下机构，国有控股中医医疗服务机构相比其他控股机构情况有更大的用工需求。不同地区中医医疗服务机构的用工需求情况无明显差异。

超过55％的中医医疗服务机构出现不同程度的"招工难"问题，其中，近一半机构认为"招工难"的情况比较严重或非常严重，其主要原因是求职者对薪酬期望过高和符合岗位要求的应聘者减少。不同地区的中医医疗服务机构，该情况差异显著，省会"招工难"的问题较其他地区严重；不同规模、企业控股的机构间，该情况无明显差异。

约65％的中医医疗服务机构缺少不同类型的用工人员，其中最缺少的是普通技工（或销售人员、普通服务人员）和医学相关专业技术人员（如卫生专业技术人员、医学专业人员、护士、康复人员）。分层结果可见，规上和规下机构除了对普通技工和高级技工有较大需求外，规上机构还缺少科研人员，而规下机构更缺少经营管理人员；北部地区对科研人员的需求较其他地区要大，集体控股机构相比其他控股类型，对经营管理人员有更多的需求。

3. 相关政策落实情况

约1/3的中医医疗服务机构受益于相关政策的帮助和支持，不同规模、地区、企业控股的机构，该情况接近。收益的政策主要是简政放权、创新支持，其中简政放权对规下机构收益更大，创新支持对规上机构有更大帮助；不同地区和企业控股的机构，该情况差异不明显。

三、中医特色康复机构经营状况

本次调查中医特色康复机构共 2 家，均为规下机构，登记注册类型为私营独资，响应了政府鼓励和引导社会力量、社会资金支持或捐资设立助残社会组织，探索创建以残疾人为服务对象的公益性托养照料机构和设施，为其提供生活照料和护理、生活自理能力训练、社会适应能力辅导、职业康复和劳动技能训练、运动功能训练等服务的号召。两家机构分别位于丰城市和月湖区。机构基本情况见表 7。

表 7 中医特色康复机构基本情况

单位名称	开业（成立）时间	主要业务活动	主要中医药业务活动	登记注册类型
A	2002 年	残疾人康复	—	私营独资
B	2016 年	为残疾人免费送餐、推拿理疗、康复培训	调理中成药配制、艾灸	私营独资

2017 年，A 公司固定资产的原价为 80 万元，康复设备原价为 60 万元，资产总计 85 万元，没有负债。营业收入为 15 万元，营业利润为 5 万元，利润总额为 7 万元。营业成本中，销售费用为 1 万元，管理费用为 1 万元，财务费用为 1 万元；应付职工薪酬为 10 万元，从业人员 4 人，且均为卫生技术人员。

B 企业固定资产原价为 20.90 万元，康复设备原价为 21.30 万元，资产总计 21.70 万元，负债合计 30.10 万元。营业收入为 30.70 万元，利润为 18.85 万元。营业成本中，销售费用、管理费用、财务费用基本持平。

同时，两公司 2017 年的服务人数、服务人次数、病床数和康复率与 2016 年保持一致。

综上所述，江西省中医特色康复服务业情况不容乐观，存在中医特色康复机构数量少、规模小、服务水平较低、服务种类单一、盈利能力有限、行业人才缺乏现象严重等问题，中医康复手段单一，没有充分发挥江西省原始创新成果热敏灸技术在防治疾病、康复等方面的独特优势。

四、中医药健康养老机构经营状况

（一）行业现状

1. 基本概况

本次调查中医药健康养老机构有 61 家，其中新开业的有 5 家（8.20％）。从地区来看，南昌市有 17 家养老机构，占有比例最高（27.87％），其次为赣州市（4.75％）（见表8）。从登记注册类型来看，规下中医药健康养老机构调查样本中包含国有、集体、国有和集体联营、其他联营、其他有限责任公司、私营独资、私营合伙、私营有限责任公司及其他类型九类，其中，国有养老机构占 45.90％，其次为私营独资（22.95％），其他所有类型仅占 31.15％（见表9）。由于其他联营、其他有限责任公司和私营有限责任公司各自仅有 1 家，后面不同注册类型的统计结果将不包含该类型注册企业的分析内容。

表8　不同地区中医药健康养老机构（规下）占有比例

地区		频数	占有比例（％）
省会	南昌市	17	27.87
北部	九江市	4	6.56
	上饶市	5	8.2
	景德镇市	4	6.56
	鹰潭市	6	9.84
中部	宜春市	4	6.56
	抚州市	4	6.56
	新余市	2	3.28
南部	赣州市	9	14.75
	萍乡市	3	4.92
	吉安市	3	4.92

表9　不同注册类型中医药健康养老机构（规下）占有比例

注册类型	频数	占有比例（%）
国有	28	45.90
私营独资	14	22.95
私营合伙	5	8.20
其他类型	5	8.20
集体	4	6.56
国有和集体联营	2	3.28
其他联营	1	1.64
其他有限责任公司	1	1.64
私营有限责任公司	1	1.64

2. 设备设施基本情况

（1）固定资产原价：规下中医药健康养老机构 2017 年固定资产原价最大值为 10000 万元，最小值为 0.8 万元，中位数为 100 万元，约 9.84% 的机构固定资产原价低于 10 万元，有近三分之一的机构固定资产原价低于 50 万元，有 25 家（40.98%）养老机构达到 100 万元以上。与 2016 年相比，固定资产原价相对增加，说明江西省中医药健康养老机构投入有所增加。

从地区来看，不同地区固定资产投入有较大差异。固定资产原价最大值在宜春的樟树市，最小值在景德镇的昌江区。

从注册类型来看，不同注册类型养老机构 2017 年固定资产原价有所差异。固定资产原价最大值和最小值均产生于国有养老机构，说明国有养老机构之间的差异也比较大。

（2）房屋建筑面积和业务用房面积：2017 年规下中医药健康养老机构的房屋建筑面积最大的达到 60000 平方米，最小的仅为 20 平方米，中位数为 2800 平方米；业务用房面积最大值可达到 52000 平方米，最小的仅为 8 平方米，中位数为 1376 平方米。有 70.5% 的养老机构业务用房面积高于 500 平方米，仅 4 家在 100 平方米以下。由此可见，江西省中医药健康养老机构业务用房面积相对较大并呈逐渐增加的发展态势。与 2016 年相比，房屋建筑面积和业务用房面积均有所增加，表明江西省中医药健康养老机构的营业面积在逐渐扩大。

从地区来看，2017年不同地区养老机构的房屋建筑面积和业务用房面积有较大差异。房屋建筑面积最大值在萍乡市的湘东区，其次为宜春的樟树市；业务用房面积最大值在萍乡的湘东区，最小值在鹰潭的月湖区。

从养老机构不同注册类型来看，2017年中医药健康养老机构房屋建筑面积和业务用房面积最大的为私营合伙，最小为其他类型；业务用房面积最大的为集体，最小为其他类型。平均房屋建筑面积最大的类型为其他类型，业务用房面积最大的类型为集体，其次为私营合伙。

3. 资产及负债情况

2017年规下中医药健康养老机构资产总计最大值高达10000万元，最小值仅为1万元，中位数为113万元。有68.9%的养老机构资产总计超过10万元，39.3%的养老机构超过100万元，有3家养老机构超过1000万元。有41家养老机构（67.2%）无负债情况，但26.2%的养老机构负债超过10万元，负债最高可达1519.2万元。2016年养老机构资产总计最大值达10000万元，最小值仅为2万元，中位数为761万元。与2016年相比，资产总计中位数不断下降，负债中位数也有所下降，说明中医药健康养老机构的资产投入不断增加，负债情况逐渐好转。

从地区来看，不同地区养老机构资产总计有较大差异。资产最大的在宜春的樟树市，资产最小的在南昌东湖区。41家无负债的养老机构中，大部分位于南昌市（26.83%）、赣州市（14.63%）和鹰潭市（12.19%）3个地区。

从注册类型来看，2017年不同注册类型机构的资产总计差异显著。最大和最小的注册类型分别是私营合伙和国有，可见不同注册类型的养老机构资产总计差距悬殊。负债最大的企业注册类型为国有，其次为私营合伙，41家无负债的养老机构中，58.5%的为国有，14.6%的为私营独资。

4. 盈利能力状况

（1）营业成本和营业收入：根据现有信息，从营业收入来看，规下中医药健康养老机构年营业收入最高的达到353.1万元，中位数为52.8万元，而有13家养老机构的营业收入为0元，有36.1%的养老机构2017年的营业收入低于 10 万元，有 19.7% 的养老机构超过 100 万元。从营业成本角度看，2017 年养老机构营业成本最高的约为 1530.8 万元，有 10 家营业成本为 0 元，有 38.6% 的养老机构营业成本低于 10 万元，有 16.4% 的企业营业成本超过 100 万元，有 1 家超过 500 万元。与 2016 年相比，2017 年中医药健康养老机构（规下）的营业收入和成本均有所增加。

从地区来看，2017 年不同地区营业成本和收入有较大差异。营业收入最大值在萍乡湘东区，最小值为 0，在南昌市、赣州市、上饶市、九江市、宜春市，有部分养老机构有营业收入为 0 的情况；营业成本较大的地区主要为宜春市、上饶市、新余市和南昌市，其最大值在南昌市进贤县，南昌市、赣州市、景德镇市和宜春市部分养老机构，有营业成本为 0 的情况。

从注册类型来看，2017 年不同注册类型机构营业收入和成本差异显著。平均营业收入和成本较大的注册类型均为私营合伙，但营业收入最大的养老机构注册类型为国有，成本最大的养老机构注册类型为私营合伙。国有、集体和其他类型均有营业收入及营业成本为 0 的情况。

（2）利润总额和应付职工薪酬：2017 年中医药健康养老机构利润最高的达到 281.2 万元，最小值为 0 元（占 34.43%），中位数为 22.3 万元，有 34.43% 的养老机构 2017 年的利润总额低于 1 万元，有 40.98% 的养老机构低于 10 万元，仅有 3 家利润总额超过 100 万元。2017 年养老机构职工薪酬最高达 1044 万元，最小值为 0 元，有 8.2% 的养老机构职工薪酬低于 1 万元，有 49.2% 的养老机构高于 10 万元，仅 6 家高于 100 万元。与 2016 年相比，2017 年中医药健康养老机构利润总额有所增加，职工薪酬最大值明显增加。

从地区来看，2017 年不同地区规下养老机构的利润总额差异较大。平均利润总额和利润总额最高的均是赣州市，南昌市、赣州市、上饶市、景德镇市、九江市、萍乡市和吉安市均存在利润总额为 0 的养老机构。2017 年不同地区养老机构的职工薪酬有较大差异。平均职工薪酬较高的地区为南昌市和赣州市，职工薪酬最大值的养老机构也位于南昌市和赣州市。南昌市、赣州市和宜春市三地均存在部分养老机构职工薪酬为 0 的情况。

从注册类型来看，2017年不同注册类型机构利润总额差异显著。平均利润最高的养老机构注册类型为其他类型，但利润最大值的养老机构注册类型是私营独资，几乎所有类型均存在利润总额为0的情况，其中国有占比最大（76.19%）。2017年不同注册类型养老机构应付职工薪酬的费用有较大差异。平均职工薪酬最高的注册类型为国有，职工薪酬最高的养老机构类型也为国有，职工薪酬最低的类型为私营独资，其次为国有，私营独资和私营合伙等注册类型均存在职工薪酬为0的情况。

5. 从业人员状况

2017年调查规下中医药健康养老机构的从业人员数最大值为128人，最小值仅为2人，中位数为7.5人，养老机构从业人员在10人以上的占39.3%。养老机构中技术人员最大值为98人，最小值为0，中位数为4人，有13家养老机构无技术人员（21.3%）。总体而言，养老机构规模相对较小，仅有1家从业人员超过100人，且技术人员欠缺，仅1家达到50人。与2016年相比，2017年养老机构的从业人员人数有所上升，但技术人员情况基本维持原样，可见江西省中医药健康养老机构的规模依然是小而精。

从不同地区来看，平均从业人员最多的地区是萍乡市（中位数为10人），其次是南昌市（中位数为7人），但从业人员最大值的养老机构位于南昌市区，平均技术人员最多的地区为南昌市（中位数为14.6人），技术人员数最多的养老机构也为南昌市。南昌市、赣州市、上饶市、九江市、吉安市和新余市均存在技术人员为0的养老机构。

从不同机构的注册类型来看，平均从业人员最多的为私营合伙（中位数为26人），其次为国有和集体联营，但从业人员最大值的养老机构的注册类型为国有，仅有3个从业人员的养老机构的注册类型主要为国有。平均技术人员最多的注册类型是私营合伙（中位数为15.2人），但技术人员数最多的注册类型为国有。国有、私营独资、其他类型等养老机构均存在技术人员为0的情况，其中国有占比最大（53.85%）。

6. 服务范围及水平

（1）服务范围：中医药健康养老机构提供的主要业务集中在针灸、康复、理疗、艾灸、推拿、保健、中医护理等传统中医养生技术；从服务产品与形式看，产品种类不多、附加值不高，服务形式单一，产品与形式创新性不强。

（2）服务水平：2017年，中医药健康养老机构报告期服务人次最多的高达251485人次，但仍有28家养老机构的年服务人次低于100人次，其中最低的只有12人次。从服务人数来看，2017年服务人数最大可达4000人，但有4家养老机构的服务人数小于10。与2016年相比，年服务人数和服务人次均有明显增加。

从地区来看，2017年不同地区养老机构服务人数和服务人次有较大差异。2017年平均服务人次最大的地区是鹰潭市，其次为九江市；平均服务人数最高的地区为鹰潭市，其次为景德镇市。年服务人次和服务人数最大的均位于鹰潭市。从不同机构的注册类型来看，2017年平均服务人次和服务人数最大的养老机构为国有，部分注册类型为其他和国有的养老机构服务人次和服务人数较少。

（二）生产景气状况

1. 企业盈利与资金使用情况

从总体来看，大部分中医药健康养老机构认为本季度与上季度相比，有盈利或持平。有23.4%的养老机构认为本季度的盈利比上季度减少，65.96%的养老机构认为持平，仅有10.6%的养老机构盈利增加。而导致本季度利润变动的影响因素主要有其他因素（54.1%）、成本费用（21.6%）、业务量（18.9%）、销售或服务价格（2.7%）、税费（2.7%）。

有71.2%的养老机构认为本季度税费负担比上季度变化不大，67.9%的养老机构认为本季度资金周转基本正常，但有17.9%的养老机构认为资金紧张，主要原因为工资等刚性支出较多（47.83%）、融资难（13.04%）。

32家养老机构本季度未出现外部融资的情况，20家养老机构报告本季度有外部融资情况，其主要的来源是专项资金，还有17%的养老机构采用了其他外部融资方法。外部融资来源比例：民间借款为4%，专项资金为15%，非银行类金融机构为2%，其他来源为17%，无此情况的为62%。

65.38％的养老机构表示下季度固定资产投资计划相比去年同期持平，26.92％的养老机构表示有所增加，7.69％的养老机构认为有所减少。

2. 用工情况

有76.79％的养老机构企业表示本季度用工需求较上季度基本持平，仅有5.36％的养老机构表示用工需求下降，17.86％的养老机构表示用工需求上升。

33.93％的养老机构不存在"招工难"问题，66.07％的养老机构有不同程度的招工困难，其主要原因是求职者对薪酬期望过高和符合岗位要求的应聘者减少。养老机构最缺少的是普通技工（或销售人员、普通服务人员）、其他人员和经营管理人员，还有部分养老机构反映缺少高级技工及科研等专业技术人员，有7家养老机构表示不缺各种用工人员。

3. 相关政策落实情况

48.2％的养老机构认为受益于相关政策的帮助和支持，受益的相关政策主要有简政放权、创新支持等（表10）。

表10　受益的政策措施及其比例

受益的政策措施	频数	比例（％）
简政放权	5	8.93％
创新支持	6	10.71％
减税降费	2	3.57％
"互联网"扶持政策	2	3.57％
降息	1	1.79％
促进外贸稳定增长政策	0	0.00％
其他政策	20	35.71％

五、中医药健康旅游机构经营状况

江西省中医药健康旅游等相关资源丰富，但随机抽样中未抽取到中医药健康旅游机构，故采用江西省整体情况概览方式简要分析。

（一）江西省旅游业发展概况

江西省 2017 年接待国内旅游者为 57253.5 万人次，比 2016 年增长 21.6％；国内旅游收入为 6435.1 亿元，增长 28.9％。接待入境旅游者为 188.9 万人次，增长 3.9％；国际旅游外汇收入为 6.3 亿美元，增长 7.8％。国内旅游总收入突破 6000 亿元，比 2016 年增长 5.73％。2013～2017 年江西省国内旅游人次和收入不断增长，其中国内旅游收入年均复合增长率为 36.32％。

2017 年，江西省 5A 级旅游景区游客接待量均大幅增长。以 2017 年十一假期为例，明月山景区游客接待量同比增长 28％，三清山景区游客接待量同比增长 16％，庐山景区游客接待量同比增长 13.79％，龙虎山景区游客接待量同比增长 12.3％，龟峰景区的游客量增长超过 100％。2017 年，江西省新增 5A 级乡村旅游点 3 家，4A 级乡村旅游点 8 家。江西省还深入实施"旅游＋""＋旅游"融合工程，积极推进旅游与文化、农业、中医药、城镇化等领域互动融合，不断培育新产品、新业态，不断释放新需求，产生新供给，逐渐形成了"以产拓旅、以文兴旅、以建促旅、以网助旅"的全域旅游发展的生动局面。

（二）中医药健康旅游资源分析

1. 旅游资源概况

我国地域辽阔，地域广袤，物产丰富，又是四大文明古国之一，历史文化悠久，拥有最丰富的世界文化遗产和自然人文景点，是世界旅游大国之一。自然旅游资源方面，拥有山川、河流、峡谷、湖泊、海滨、瀑布、沙漠、天候等多种资源；人文旅游资源方面，拥有古代遗迹、历史文化名城、古典园林、宗教圣地、帝王陵寝、革命圣地等多种资源。中医药作为中华民族的瑰宝，有着悠久的历史和深厚的文化根基，丰富的中医药资源为发展中医药健康旅游提供了保障。

江西省素有"物华天宝、人杰地灵"的美誉，山川秀丽、人文荟萃，旅游资源十分丰富，主要以自然山水、历史古迹、红色文化为主。拥有世

界遗产、世界地质公园和联合国优秀生态旅游景区庐山，列名《国际重要
湿地名录》的鄱阳湖和瓷都景德镇世界级旅游资源；有庐山、井冈山、三
清山、龙虎山、仙女湖、三百山等国家级风景名胜区、国家地质公园（庐
山、龙虎山、三清山、武功山）、各类自然保护区、各类森林公园；有景德
镇、南昌、赣州国家级历史文化名城，多个全国重点文物保护单位及省级
文物保护单位；南昌、井冈山、萍乡、瑞金等还是中国红色文化的发祥地。
可以说，江西省"绿色""红色""古色"三色旅游资源交相辉映、异彩纷
呈，再加上悠久的历史、厚重的多元文化，使其具有开展多种形式旅游得
天独厚的条件：以革命圣地为依托的红色旅游；以名山、名湖、名城为依
托的观光旅游；以道教、佛教圣地为依托的宗教旅游；以深山壑谷、原始
森林为依托的生态旅游；以赣文化及江西民俗风情为依托的文化旅游等。
目前江西省已初步形成了形象鲜明、各具特色的旅游目的地体系。

2. 中医药资源概况

中医药是我国独特的卫生资源、潜力巨大的经济资源、具有原创优势
的科技资源、优秀的文化资源和重要的生态资源。根据第四次全国中药资
源普查，我国中药资源已达 13000 多种、栽培药材 500 多种、市场流通药材
1600 多种。江西省分布药用中药材资源 3000 余种，占全国资源总数的
23.1%，其中野生植物药资源 2840 余种。全省中药材种植面积逾 100 万亩，
其中道地药材、特色药材和珍稀中药材面积约 70 万亩，品种达 70 余种，以
"三子一壳"车前子、黄栀子、吴茱萸和枳壳为代表的道地药材在全国市场
均占重要份额。

江西省在我国中医药发展史上占有重要地位，在这片土地上所孕育的
杏林文化、庐陵中医、盱江医学流派和"樟树帮""建昌帮"传承达千年之
久，至今仍是文化界、中医药行业关注的重点。三国名医董奉在庐山义诊，
留下"杏林"的佳话，医家也以"杏林中人"自称。抚州市盱水流域，千
百年来涌现数百位闻名于世的杰出医药学家，形成了理论丰富、著作丰硕、
临床诊疗技术独特、传承久远的盱江医学流派，是重要的地方医学流派之
一。江西省拥有独创的"建昌帮"特色炮制技术。"建昌帮"是我国南方的

古药帮之一和中药炮制的主要流派之一，并与樟树帮合称为"江西帮"，为全国十三大药帮之一。江西省拥有药都樟树，是我国历史上最大的药材集散地，有1700余年的药业历史，素有"药不到樟树不灵，药不过樟树不齐"之美誉。底蕴深厚的中医药文化及中医药资源为江西省中医药事业的发展提供了肥沃的土壤和群众基础。

3. 中医药健康旅游资源

2017年，文旅部（原国家旅游局）和国家中医药管理局确定北京东城等15家单位为首批国家中医药健康旅游示范区创建单位，江西省上饶市入选。2018年3月，文旅部和国家中医药管理局联合公布了国家中医药健康旅游示范基地创建单位名单，拟确定北京昌平中医药文化博览园等73家单位为第一批国家中医药健康旅游示范基地创建单位。其中，江西省有4个单位入选，分别是新余悦新养老产业示范基地、德兴国际中医药健康旅游产业基地、黎川国医研中医药健康旅游示范基地、婺源文化与生态旅游区。以上饶市为例，其旅游资源丰富，中医药文化底蕴深厚，中医药产业具有一定的基础，自然环境优美，历史文化悠久，中医药资源丰富，发展中医药健康旅游的条件得天独厚。上饶市自古是道家、医家养生之地，也是我国著名的中药材宝库，全市盛产的天然中草药有1840种，野生中药资源占江西省近三成，位居全省首位。上饶市旅游资源的唯一性、多样性、独特性、密集性在国内外罕见，是全国遗产地最多的设区市。

六、中医特色健康管理机构经营状况

本次调查中医特色健康管理机构共3家，均为规下机构，登记注册类型为私营独资和私营合伙，响应了政府鼓励和引导社会力量、社会资金支持中医药健康服务领域发展的政策。其主要业务分别为健康咨询服务、健康体检和中医健康管理。其中，A企业固定资产的原价为40万元，没有负债，但由于刚注册，未产生营业收入。规模相对较大的B企业2017年固定资产原价为220万元，资产总计250万元；服务人数为2200人、服务人次数为

2200 人次，营业收入为 164 万元，营业成本为 162 万元；营业利润为 1.5 万元，利润总额为 1.5 万元，应付职工薪酬为 63 万元，从业人员为 2 人。总体而言，中医特色健康管理机构规模较小，远不能满足社会对健康管理的需求。

七、中医药健康服务支撑产业机构经营状况

（一）行业现状

1. 基本概况

本次调查中医药健康服务支撑产业机构共有 244 家，其中规上机构 53 家，规下机构 191 家。规上机构最早开业时间是 2000 年，最晚是 2017 年，53 家机构均为 2000 年之后开业；规下机构最早开业时间为 1992 年，2018 年新开业的为 1 家，2000 年之后开业的机构有 150 家（78.53%）。

从地区来看，樟树市有 25 家规下机构，占有比例最大（13.16%），其次为德兴市（10.53%）。从登记注册类型来看，规下机构注册类型包含私营独资、私营合伙、私营有限责任公司、股份合作、其他有限责任公司及其他类型等十四类，其中私营独资占有比例最大（50.53%），其次为私营有限责任公司（13.16%），其他所有类型占有比例为 36.32%。

2. 规上机构经营情况

调查的 53 家规上机构的经营情况，总体来看，2017 年的经营情况要比 2016 年好，但变化情况各机构差异较大（见表 11）。

表 11　2016 年、2017 年中医药健康服务支撑产业机构（规上）经营状况（万元）

主要指标	2017 年			2016 年		
	最大值	最小值	中位数	最大值	最小值	中位数
固定资产原价	30000.00	0.60	312.50	12100.00	1.20	31.23
资产总计	81712.20	0.70	44537.20	103656.00	5.00	411.82
负债合计	63541.50	0.00	3328.20	91936.30	0.00	236.11
营业收入	132285.20	0.00	6300.50	135339.37	1.00	588.01

续表

主要指标	2017 年			2016 年		
	最大值	最小值	中位数	最大值	最小值	中位数
营业成本	123600.90	2.16	7075.60	123755.34	4.00	5527.80
主营业务收入	132285.20	0.00	79469.50	135339.36	30.00	10108.40
主营业务成本	123600.90	0.00	7104.50	123755.34	0.00	9390.90
营业利润	15499.70	0.00	78.30	20100.00	0.00	86.65
利润总额	36051.00	0.00	42.10	2995.41	0.00	100.05
应付职工薪酬	18960.00	0.00	247.27	18000.00	0.00	267.25
从业人员数	1241.00	2.00	66.00	110.00	0.50	67.00

2017 年固定资产原值最大值为 30000 万，最小值为 0.60 万元（丰城市某合作社联合社），中位数为 312.5 万元，其中有 10 家固定资产低于 100 万元，有 3 家超过 1 亿元。与 2016 年相比，绝大多数规上机构固定资产有所增加，但增长幅度较小。

2017 年中医药健康服务支撑产业机构资产总计最大值为 81712.2 万，最小值为 0.7 万元，中位数为 44537.2 万元，其中有 5 家资产总计低于 100 万元，有 6 家超过 1 亿元，3 家超过 10 亿元。与 2016 年相比，绝大多数规上机构资产总计有所增加。2017 年负债情况最大值为 63541.5 万元，最小值为 0 元，中位数为 3328.2 万元，负债超过 100 万元的有 27 家（50.94％），超过 1000 万元的有 26 家（49.06％），有 8 家负债超过 1 亿元。与 2016 年相比，绝大多数规上机构负债情况有所减少，但减少幅度不明显，表明江西省规上机构负债情况仍较为严重。从营业收入和营业成本来看，2017 年营业收入最大值为 132285.2 万元，最小值为 0 万元，中位数为 6300.50 万元，营业收入超过 100 万元的有 33 家（94.29％），仅 2 家营业收入低于 100 万元，超过 1000 万元的有 28 家（80％），有 14 家营业收入超过 1 亿元，4 家超过 10 亿元。

2017 年营业成本最大值为 123600.90 万元，最小值为 2.16 万元，中位数为 7075.6 万元，营业成本超过 100 万元的有 33 家（62.26％），超过

1000 万元的有 27 家（50.94％），有 13 家营业成本超过 1 亿元。与 2016 年相比，大多数规上机构营业成本有所增加，但增加幅度差异较大。

2017 年规上机构主营业务收入最大值为 132285.20 万元，最小值为 0 元，中位数为 79469.50 万元。主营业务收入超过 100 万元的有 44 家（83.02％），超过 1000 万元的有 30 家（56.60％），有 15 家超过 1 亿元。2017 年主营业务成本最大值为 123600.90 万元，最小值为 0 元，中位数为 7104.5 万元。有 2 家主营业务成本低于 100 万元，有 8 家低于 1000 万元，有 13 家主营业务成本超过 1 亿元。与 2016 年相比，多数规上机构主营业务收入和成本有所增加，但增幅不明显。

2017 年规上机构营业利润最大值为 15499.70 万元，最小值为 0 元，中位数为 78.3 万元，20 家超过 100 万元，6 家超过 1000 万元，有 1 家超过 1 亿元。就现有数据来看，2017 年规上机构营业利润相比 2016 年有所降低。从利润总额来看，2017 年规上机构利润总额最大值为 36051 万元，最小值为 0 元，中位数为 42 万元。利润总额超过 100 万元的有 22 家，超过 1000 万元的有 6 家。与 2016 年相比，多家规上机构利润总额有所上升。

2017 年应付职工薪酬最大值为 18960 万元，最小值为 0 元，中位数为 247.27 万元，有 13 家应付职工薪酬低于 100 万元，有 33 家高于 100 万元，有 8 家高于 1000 万元。就现有数据来看，2017 年大部分规上机构应付职工薪酬相比 2016 年有所增加。

从人力资源情况来看，2017 年规上机构从业人员最大值为 1241 人，最小值为 2 人，中位数为 66 人，有 24 家从业人员低于 100 人，仅 1 家高于 1000 人。就现有的同时填报 2016 年和 2017 年数据报告情况来看，2017 年规上机构从业人员相比 2016 年变化不大。

从服务水平来看，2017 年规上机构服务水平最大服务人数为 24054 人，最小值为 110 人，中位数为 4000 人，仅有 2 家服务人数高于 1 万人次，仅有 7 家填报了 2017 年服务人次数，其中最大值为 20000 人次，最小值为 36 人次。

3. 规下机构经营情况

（1）固定资产原价：2017 年规下机构固定资产原价最大值为 12570.1 万元，最小值为 0.2 万元，中位数为 10 万元。有 64 家（33.68％）机构固定资产原价低于 5 万元，38.95％的固定资产原价低于 10 万元，26 家（13.68％）机构达到 100 万元以上。与 2016 年相比，固定资产相对增加，说明江西省中医药医疗服务行业投入有所加大。

从地区来看，不同地区固定资产投入有较大差异，固定资产原价最大值在樟树市，最小值在湘东区。从注册类型来看，不同注册类型机构 2017 年固定资产原价最大值和最小值的注册类型均为其他有限责任公司。

（2）资产及负债情况：资产与负债情况，规下机构 2017 年和 2016 年的平均资产总计差别不大，但 2017 年负债合计大部分要高于 2016 年；不同地区规下机构 2017 年资产总计存在显著差异，平均资产总计最高的为南城县，最大值为樟树市，平均负债最高的为向东区，其最大值的机构位于樟树市；从注册类型来看，2017 年不同注册类型中医药健康服务支撑产业机构资产总计存在较大差异，最大值为其他有限责任公司，最小值为私营合伙。

（3）盈利能力：2017 年规下机构营业收入和营业成本均普遍高于 2016 年；从地区来看，规下机构 2017 年营业收入最大值在西湖区，樟树市、渝水区、丰城市、德兴市和青原区存在收入为 0 元的情况，营业成本最大值为樟树市；从注册类型来看，中医药健康服务支撑产业机构 2017 年营业收入最大值为其他有限责任公司，营业成本最大值为私营独资。

（4）利润总额和应付职工薪酬：2017 年规下机构利润最高的达到 42493.8 万元，最小值为 0 元（8.28％），中位数为 5 万元，有 27.81％的规下机构 2017 年的利润总额低于 1 万元，有 65.09％的规下机构低于 10 万元，仅有 3 家利润总额超过 100 万元。2017 年规下机构应付职工薪酬最大值为 10000 万元，2016 年应付职工薪酬最大值为 10000 万元，最小值为 0 元。与 2016 年相比，2017 年中医药健康服务支撑产业机构的利润总额显著增加，且应付职工薪酬明显增加。

从地区来看，2017 年中医药健康服务支撑产业机构利润总额最大值在樟树市，为 42493.8 万元，德兴市、东湖区、丰城市、青原区、月湖区、樟树市、昌江区、永修县和渝水区均存在利润总额为 0 元的情况。2017 年规下机构应付职工薪酬最大值在樟树市，为 1240 万元，青原区、南城县、樟树市、会昌县均存在应付职工薪酬为 0 元的情况。

从注册类型来看，2017 年中医药健康服务支撑产业机构利润总额最高的注册类型为其他有限责任公司，其次为私营独资，除了集体外，其他注册类型均存在利润总额为 0 元或为负值的情况。2017 年中医药健康服务支撑产业机构应付职工薪酬最高为私营独资，私营合伙、其他类型、其他联营等注册类型的机构均存在营业收入为 0 元的情况。

（5）从业人员平均数：2017 年规下机构从业人员平均数最大值为月湖区，为 150 人，2016 年从业人员平均数最大值为 40 人，2016 年和 2017 年均存在从业人员平均数最小值为 1 人的情况。

从地区来看，2017 年规下机构从业人员平均数最大值在月湖区，为 150 人，最小值在丰城市、南城县、樟树市、会昌县、进贤县和湘东区等，均为 1 人，主要是负责人既是员工又是老板。

从注册类型来看，2017 年规下机构从业人员平均数最大为其他类型，其次为私营合伙，私营独资、私营合伙和私营有限责任公司均存在从业人员为 1 人的情况。

（二）生产景气状况

1. 企业盈利与资金使用情况

总体来看，75％的规上机构认为本季度盈利比上季度增加或持平。不同地区、企业控股的机构无明显差异。51％的规下机构认为本季度盈利比上一季度盈利或持平导致规上机构和规下机构本季度利润变动的影响因素均是业务量。总体来看，规上机构盈利状况较规下机构更好。

从税费负担情况来看，13.33％的规上机构认为本季度税费负担相比上季度上升，有 80％的机构认为变化不大；有 11.64％的规下机构认为本季度税费负担相比上季度有所上升，有77.16％的机构认为变化不大。总的来说，大多数规上机构和规下机构认为本季度税费负担相比上季度变化不大。

从资金周转情况来看，62.5％的规上机构认为本年度资金周转基本正常，31.3％的规上机构认为资金紧张，其主要原因为融资难、存货资金占用较多，6.25％的规上机构认为本年度资金充裕。69.49％的规下机构认为本季度资金周转基本正常，5.08％的规下机构认为本季度资金充裕，但有25.42％的规下机构认为资金紧张，其主要原因是工资等刚性支出较多、存货资金占用较多、货款回笼慢，其他资金紧张的原因主要是业务量少、成本费用高。

从外部融资情况来看，规上机构和规下机构均报告本季度有49％的机构无外部融资情况，43％的规上机构报告有外部融资情况，其外部融资的来源主要为银行贷款；48.29％的规下机构报告有外部融资情况，其外部融资的来源主要为银行贷款，其次为民间借贷。

从固定资产计划投资情况来看，53.33％的规上产业表示下季度固定资产投资计划相比2016年同期持平，40％的规上机构表示有所增加，6.67％的规上机构表示有所减少；61.41％的规下机构表示下季度固定资产投资计划相比2016年同期持平，24.07％的规下机构表示有所增加，14.52％的规下机构表示有所减少。总体来看，规上机构固定资产投资计划比例要高于规下机构。

2. 用工情况

33.33％的规上机构表示本季度用工需求上升，有66.67％的规上机构表示用工需求比上季度基本持平，没有机构表示用工需求下降；有72.02％的规下机构表示本季度用工需求比上季度基本持平，10.7％的规下机构表示用工需求下降，仅有17.28％的规下机构表示用工需求上升。

从计划用工来看，37.5％的规上机构下季度用工计划比本季度有所增加，62.50％的规上机构持平；67.49％的规下产业表示下季度用工计划相比本季度基本持平，25.1％的规下机构会增加，7.41％的规下机构会减少。

从招工情况来看，81.25％的规上机构存在不同程度的招工困难，其主要原因是符合岗位要求的应聘者减少和求职者对薪酬期望过高，且最缺少的是普通技工和科研人员，占总需求量的37.5％。63.75％的规下机构存在不同程度的招工困难，其主要原因是求职者对薪酬期望过高和符合岗位要求的应聘者减少，且最缺少的是普通技工和经营管理人员，占总需求量的65.79％。

3. 相关政策落实情况

20.00％的规上产业认为受益于相关政策的帮助和支持，收益的相关政策主要有促进外贸稳定增长政策和创新支持，29.34％的规下机构认为受益于相关政策的帮助和支持，受益的相关政策主要有创新支持和简政放权。

第三节　中医药健康服务业经济贡献分析

一、测算方法

（一）测算思路

从抽样样本产值推算总体产值，利用比率估计法测算产业经济贡献，即利用样本数据，先测算一个辅助变量与要测算的变量的比例，然后利用辅助变量总量去推算需要测算变量的总量。

（二）测算假设

假设一：由于税收是经济的稳定器，而剔除转移支付部分的财政收入（即税收收入）与经济发展呈现较为稳定的关系。因此，假定地区中医药健康服务业发展与当地财政收入呈正线性相关，选财政收入为辅助变量。

假设二：假定从样本村中调查的数据是完全的，即样本村的健康服务产值代表本村的总体产值。实际上，按照调查设计，每个村（居）委会所辖区域、未失联、调查时间范围内存在的中医药健康服务单位都是调查单位，故该假设应该可以满足。

（三）测算对象

为测算江西省中医药健康服务业的产值，测算对象包括康复单位、养老单位、文化单位、健康旅游单位、服务贸易单位、健康管理单位、教育单位、科技单位。由于医疗机构无法提供利润等相关数据，支撑单位中种养殖、加工制造机构明显不属于第三产业，其经济规律与服务业存在差异，故本次测算剔除医疗机构及中医药农业、工业机构。

（四）数据来源

本次测算使用如下数据库：省域（江西省）中医药健康服务业调查数据（2017）、江西省统计年鉴（2018）。

本次测算选用如下指标：问卷编码、单位名称、县级名称、乡级名称、村级名称；2017年各样本机构营业收入、营业成本及样本点财政收入。

二、样本地区行业产值的测算

（一）样本机构产值的测算

企业产值，等于总收入减去总成本的差额。若存在数据不足，则用主营业收入减去主营业成本的差额来替代。工业生产总值就是工业总产出主要部分，是GDP核算的构成部分。GDP是各个产业的增加值之和，所以为增加值。

（二）样本村（居委会）行业产值的测算

本次测算的方法为比率估计。利用样本数据，先测算一个辅助变量与要测算的变量的比例，然后利用辅助变量总量去推算需要测算变量的总量。结合前面假设，本次测算的最小单元为村，即村级中医药健康服务业产值为调查样本企业的加总，村级财政为调研的数据（表12）。

表12 样本村（居委会）中医药健康服务业产值和财政收入（单位：亿元）

编号	县级名称	乡级名称	村级名称	健康服务业产值	财政收入
1	东湖区	大院街道	二七北路社区	0.0184469	0.0012
2	东湖区	大院街道	林苑社区	0.02986	0.00087

编号	县级名称	乡级名称	村级名称	健康服务业产值	财政收入
3	东湖区	董家窑街道	锦苑春天社区	0.0019149	0.00213959
4	东湖区	董家窑街道	金家山社区	0.0157037	0.01830439
5	东湖区	扬子洲镇	庙后社区	0.0567939	0.002
6	东湖区	扬子洲镇	臣港社区	0.00115	0.0007
7	西湖区	桃源街道	苑中园社区	0.0156155	0.01096662
8	西湖区	南浦街道	濠上街社区	0.0278229	0.18115626
9	西湖区	南浦街道	进贤仓社区	0.000621	0.0675
10	西湖区	桃花镇	三村	0.01265	0.0138
11	进贤县	李渡镇	北田村	0.00004	0.00149
12	进贤县	七里乡	七里村	0.017196	0.0959
13	进贤县	七里乡	瑶池村	0.00055	0.001393
14	进贤县	民和镇	江前村	−0.1270306	0.01535
15	昌江区	新枫街道	河西社区	0.01037	0.00284452
16	昌江区	西郊街道	森林社区	−0.00299	0.00734258
17	昌江区	西郊街道	一心桥社区	0.00733	0.00746625
18	昌江区	鲇鱼山镇	鱼山村	0.0051	0.0028
19	湘东区	峡山口街道	新建社区	0.014609	0.02
20	湘东区	峡山口街道	日星社区	0.0056458	0.001
21	湘东区	东桥镇	茶红村	0.0097082	0.0014
22	湘东区	东桥镇	中院村	0.0024434	0.0005
23	湘东区	湘东镇	五四村	0.0031202	0.0009
24	湘东区	湘东镇	河州村	0.0084	0.0011
25	永修县	涂埠镇	富民社区	0.014431	0.0018144
26	永修县	涂埠镇	新兴社区	0.00751	0.0009936
27	永修县	立新乡	杨春村	−0.0309968	0.00146
28	永修县	立新乡	中村	0.0001	0.0016
29	永修县	梅塘镇	杨岭村	−0.001148	0.0012

编号	县级名称	乡级名称	村级名称	健康服务业产值	财政收入
30	永修县	梅塘镇	大坪村	0.000019	0.00126
31	渝水区	城南街道	魁星路社区	0.01032	0.00053163
32	渝水区	城南街道	站前社区	0.011125	0.0004
33	渝水区	城北街道	孔目江社区	0.00595	0.0009
34	渝水区	城北街道	仙来湖社区	0.00396	0.0300265
35	渝水区	良山镇	下保村	0.00372	0.0012
36	渝水区	良山镇	周宇村	0.000616	0.01
37	月湖区	东湖街道	三角线社区	0.0045	0.001661
38	月湖区	东湖街道	高桥社区	0.006	0.0007
39	月湖区	梅园街道	梅园社区	0.1342088	0.00086
40	月湖区	梅园街道	沿江社区	0.0083	0.00532923
41	章贡区	赣江街道	厚德路社区	0.0178472	0.001
42	章贡区	赣江街道	天竺山社区	4.730999	0.001
43	章贡区	南外街道	南外社区	−0.6758759	0.0008
44	章贡区	南外街道	三康庙社区	0.04015	0.0008
45	章贡区	沙河镇	沙河村	1.394086	0.00063921
46	章贡区	沙河镇	黄龙村	0.012155	0.00020508
47	会昌县	文武坝镇	水东社区	0.0035409	0.00035
48	会昌县	文武坝镇	红旗村	0.01115	0.0003
49	会昌县	文武坝镇	古坊村	0.00041	0.00126
50	会昌县	麻州镇	前丰村	−0.0002	0.0003
51	会昌县	麻州镇	坳背村	−0.00018	0.000423
52	会昌县	其他镇	其他村	0.00018	0.0002
53	青原区	河东街道	天和社区	0.00397	0.00778457
54	青原区	河东街道	芫下社区	0.0134142	0.003
55	青原区	东固乡	东井冈社区	0.001245	0.016
56	青原区	东固乡	东固村	0.00388	0.0005

续表

编号	县级名称	乡级名称	村级名称	健康服务业产值	财政收入
57	青原区	新圩镇	新圩社区	0.0156116	0.00085
58	丰城市	剑光街道	坪家湖社区	0.0058	0.00075
59	丰城市	剑光街道	剑民社区	0.00055	0.00075
60	丰城市	河洲街道	新城社区	0.00458	0.0005
61	丰城市	河洲街道	丰水湖社区	0.01125	0.45216242
62	丰城市	上塘镇	建新村	0.00135	0.1475
63	丰城市	上塘镇	机关村	0.0059787	0.0009
64	樟树市	福城街道	福城社区	0.05915	0.001
65	樟树市	福城街道	药市社区	0.01026	0.00039235
66	樟树市	淦阳街道	药王街社区	−0.09738	0.00010124
67	樟树市	淦阳街道	药都社区	−0.113542	0.00009629
68	樟树市	店下镇	枫林村	0.0006	0.0002
69	樟树市	店下镇	店下村	0.01046	0.00005
70	南城县	建昌镇	凤凰社区	0.0223	0.00349061
71	南城县	建昌镇	生产路社区	0.0644654	0.01372846
72	南城县	株良镇	株良社区	0.00575	0.0008
73	南城县	株良镇	路东村	0.00256	0.0032
74	南城县	里塔镇	里塔社区	0.003256	0.0008
75	南城县	里塔镇	渔良村	0.0002083	0.0018
76	德兴市	银城街道	幸福社区	−0.001	0.0011
77	德兴市	香屯街道	香屯社区	−0.00008	0.7
78	德兴市	香屯街道	园艺社区	0.000097	0.0008
79	德兴市	花桥镇	花桥村	−0.00166	0.007
80	德兴市	花桥镇	渔塘村	0.0000672	0.0102

注：部分村级机构数据不全，无法完成测算，故在测算中舍弃；因测算主要根据村产值与村财政收入比例推算整个行业产值及贡献，故村级单位的变动对结果的影响较小。

（三）样本乡镇（街道）行业产值测算

通过村级中医药健康服务业产值和财政收入数据，按乡级分类计算估计比率，等于本乡所有样本村级中医药健康服务业总产值除以对应所有的村级财政收入总值。根据此比率，乘以乡级调研的财政收入，得到本乡的中医药健康服务业产值（表13）。

表13 样本乡镇（街道）中医药健康服务业产值和财政收入（单位：亿元）

编号	县级名称	乡级名称	健康服务业产值	财政收入
1	东湖区	大院街道	0.2432434	0.1509
2	东湖区	董家窑街道	1.200887	1.3934692
3	东湖区	扬子洲镇	0.716351	0.4444
4	西湖区	桃源街道	4.669578	3.2794
5	西湖区	南浦街道	0.2173418	1.9
6	西湖区	桃花镇	2.475	2.7
7	进贤县	李渡镇	0.0306791	1.1428
8	进贤县	七里乡	0.0504329	0.2765
9	进贤县	民和镇	−2.855084	0.345
10	昌江区	新枫街道	3.07528	1.9078
11	昌江区	西郊街道	0.5278503	1.8011168
12	昌江区	鲇鱼山镇	1.819893	1.129
13	湘东区	峡山口街道	1.848135	1.91613
14	湘东区	东桥镇	1.596202	0.99023
15	湘东区	湘东镇	3.609174	2.23901
16	永修县	涂埠镇	2.434046	1.51
17	永修县	立新乡	−29.79218	3.6
18	永修县	梅塘镇	−0.4084592	0.89
19	渝水区	城南街道	0.9004357	0.5586
20	渝水区	城北街道	0.4547964	1.4193
21	渝水区	良山镇	0.2750263	0.7104

续表

编号	县级名称	乡级名称	健康服务业产值	财政收入
22	月湖区	东湖街道	0.0177315	0.011
23	月湖区	梅园街道	0.0212254	0.0131675
24	章贡区	赣江街道	0.4165281	0.2584
25	章贡区	南外街道	−1.241804	0.150056
26	章贡区	沙河镇	4.980928	3.09
27	会昌县	文武坝镇	1.298749	0.8057
28	会昌县	麻州镇	−0.1542963	0.293569
29	会昌县	其他镇	0.126	0.14
30	青原区	河东街道	0.1555533	0.0965
31	青原区	东固乡	0.0623386	0.2007
32	青原区	新圩镇	0.1902021	0.117995
33	丰城市	剑光街道	2.901512	1.8
34	丰城市	河洲街道	0.2343048	6.7
35	丰城市	上塘镇	0.0854357	1.73
36	樟树市	福城街道	5.158243	3.2
37	樟树市	淦阳街道	−27.14234	3.2798
38	樟树市	店下镇	1.740907	1.08
39	南城县	建昌镇	1.111089	0.689282
40	南城县	株良镇	0.759245	0.47101
41	南城县	里塔镇	0.4810075	0.361
42	德兴市	银城街道	−2.387273	2.626
43	德兴市	香屯街道	0.0000386	1.59
44	德兴市	花桥镇	−0.2139181	2.31
45	会昌县	筠门岭镇	0.126	0.14

（四）县级中医药健康服务业产值测算

通过乡级中医药健康服务业产值和财政收入数据，按县级分类计算估计比率，等于本县所有样本村级中医药健康服务业总产值除以对应所有的乡级财政收入总值。根据此比率，乘以县级调研的财政收入，得到本县的中医药健康服务业产值。计算结果如表14所示。

表14 样本县中医药健康服务业产值和财政收入（单位：亿元）

编号	县级名称	健康服务业产值	财政收入
1	东湖区	65.43519	64.63
2	西湖区	98.62902	105.5618
3	进贤县	−40.72203	25.9
4	昌江区	12.1495	12
5	湘东区	19.01114	18.7772
6	永修县	−64.29256	24.01
7	渝水区	22.1346	36.5
8	月湖区	11.92676	11.78
9	章贡区	35.61829	35.18
10	会昌县	12.85822	12.7
11	青原区	9.472181	9.637
12	丰城市	22.0418	70
13	樟树市	−148.1819	55.3384
14	南城县	14.96414	14.78
15	德兴市	−14.35696	36.02

（五）省级中医药健康服务业产值测算

通过县级中医药健康服务业产值和财政收入数据，按省级分类计算估计比率，等于本省所有样本村级中医药健康服务业总产值除以对应所有的县级财政收入总值。根据此比率，乘以省级财政收入，得到省级中医药健康服务业产值。

结果显示，2017年江西省中医药健康服务业产值为366.777亿元，占GDP的1.76%。对照《中国卫生计划生育统计年鉴（2017）》中的数据，江西省2015年的卫生总费用为978.66亿元，占GDP的5.85%，本次测算出的江西省2017年中医药健康服务业产值具有一定参考价值。

但是，测算仍存在一些问题：一是由于部分子领域的机构数量较少，导致代表性受限，影响测算结果的科学性，并且难以对各子领域贡献进行详细测量。二是基层村民自治组织（村委会、居委会）财政收入不能完全反映该组织所辖区域的经济状况，特别是有些组织所谓财政收入中税收收入、转移支付收入存在一定的混淆，使用财政收入作为中间变量具有一定的局限性。但是，基层组织又难以提供国民经济收入相关数据，导致只能选择这样的中间变量，陷入两难。所以，建议后续研究减少县级样本点数量，改为将乡镇作为最基层统计单位，即以乡镇作为分层抽样的最低层次，被抽中乡镇实行普查。

第二篇
需求篇

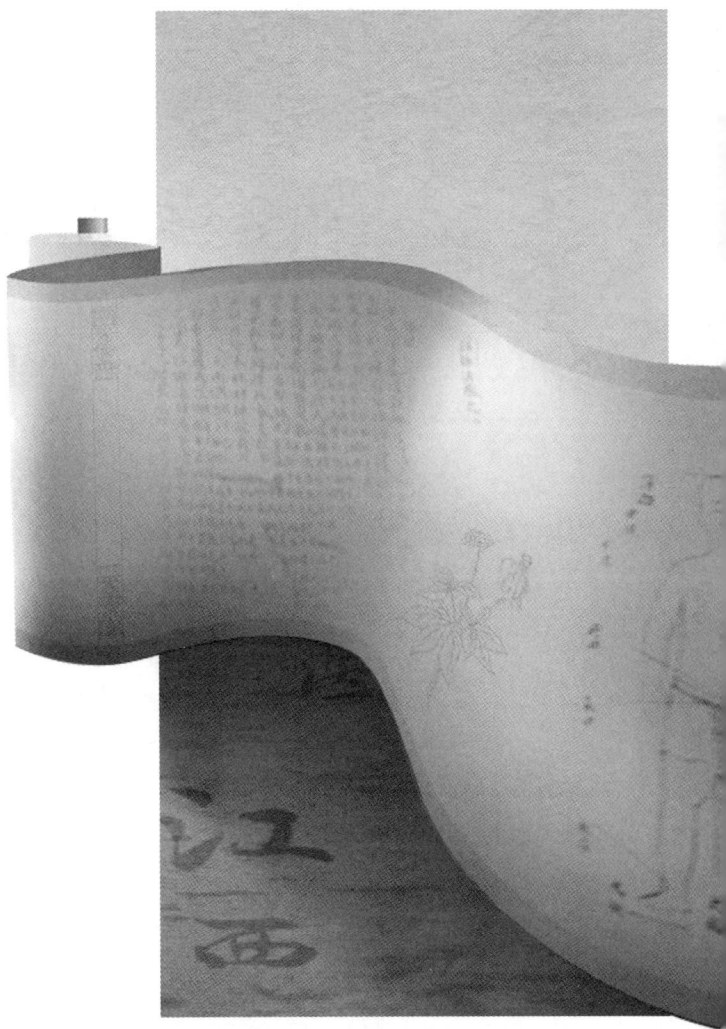

第三章

中医药健康服务需求状况研究设计

本章旨在以健康服务需求相关理论为指导，优选合适的指标反映居民对中医药健康服务需求（需要）状况，为实证分析和相关政策的提出奠定基础。

第一节　需求状况研究理论基础

一、安德森模型

安德森模型（the behavioral model of health services use，BMHSU）被公认为是近50年来国际卫生服务研究领域中具有权威性的医疗服务研究模式，是医学社会学和卫生服务研究领域分析个人医疗行为影响因素及可及性的主流模型，其独特优势在于既能为研究者系统分析个人医疗行为提供完整的理论框架和研究假设，亦有助于决策者通过政策手段提高医疗服务利用，可用于个体就医选择、医疗花费、疾病筛查、药物使用等医疗卫生服务利用行为影响因素的分析。

（一）安德森模型的演变

安德森模型初建于1968年，以"家庭"为基本分析单位，分析不同家庭医疗卫生服务利用行为的影响因素。其中，倾向特征（predisposing characteristics)、促进资源（enabling resources）和需要（need）作为影响家庭医疗卫生服务利用的因素，构成了安德森模型的初始结构。倾向特征指疾病发生前倾向于利用医疗卫生服务的人群特征，与医疗卫生服务利用并非直接相关，包括人口学（年龄、性别等）、社会结构（受教育程度、职业、种族、社会关系等）及健康信念（对医疗卫生服务的认知、态度、价值观念）三个变量。促进资源指家庭成员获得医疗卫生服务的能力及医疗卫生服务资源的可获得性，是医疗卫生服务利用的间接影响因素，包括居民个人或家庭资源（收入、医疗保险等）和社区资源（社区医疗资源的可及性、医疗服务的价格、就医与候诊时间等）两个变量。需要是指家庭成员感受到的医疗服务需要，是导致医疗卫生服务利用的前提和直接影响因素，包括感知需要（对自身健康状况、疾病的主观判断）和评估需要（临床上医生对患者健康状况的专业评估和客观测量）两个变量。"医疗卫生服务利用"指家庭成员利用的门诊、住院、牙科护理等医疗卫生服务。

安德森模型的初始结构，相关学者通过大量实证研究的检验，认为其难以捕捉、复杂性和细微差别而存在过失。对此，安德森通过不断增加模型测量指标、调整结构、扩充路径关系及转变分析路径等方式对模型进行了5次修正和完善，以解决模型解释力不足的问题，最终使该模型获得学术界的广泛认可，成为医疗卫生服务领域解释和预测医疗卫生行为的首选模型。最新版本的安德森模型于2013年修订完成，以"个人"为分析单位，由情景特征（contextual characteristics）、个人特征（individual characteristics）、健康行为（health behavior）和健康结果（health outcomes）四个维度构成。

（二）安德森模型的构成

安德森模型提供了多层次的一套指标体系（图3）。其中，4个一级指标间存在双向路径关系，是一个非递归结构方程模型。从横断研究的视角看（箭头方向），"个人特征"和"情景特征"作为影响"健康行为"和"健康结果"的前置因素，既可以通过影响"健康行为"，间接影响"健康结果"，亦可直接影响"健康结果"；从纵向研究的视角看，"健康结果"会以反馈回路的方式直接或间接地影响"健康行为""个人特征"及"情景特征"。同一维度的二级指标间的关系有所不同，既存在并列关系，亦存在单向路径关系。如健康行为、健康结果下的二级指标间是"并列"关系；个人特征、情景特征下二级指标则存在单向路径关系：倾向特征影响促进资源，进而影响需要。此外，二级指标间的关系不局限于同一维度下，如安德森认为"个体特征"下的3个二级维度（倾向特征、促进资源、需要）与"健康行为"下的"医疗服务利用"存在中介关系。每个二级指标下的三级指标间均相对独立，是并列关系。

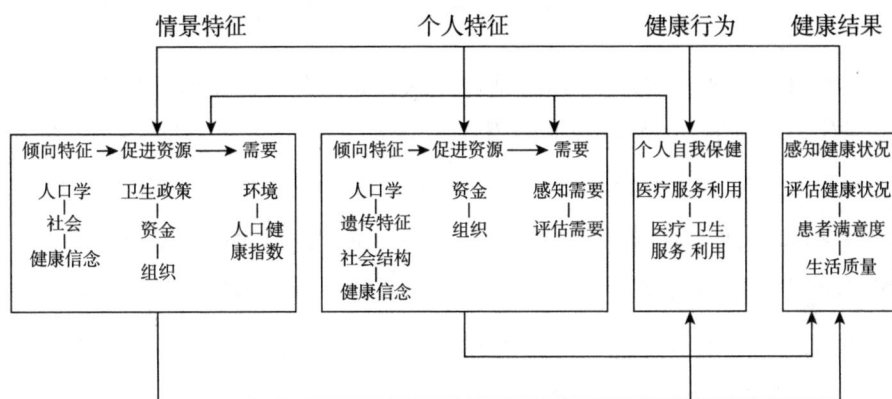

图 3　安德森模型示意图

二、健康社会决定因素理论

（一）健康社会影响因素理论模型

对于社会因素如何影响健康，诸多学者提出了很多理论模型，其中达尔格伦和怀特海德建立的健康社会影响因素的分层模型（图4）被公认为经典模型。

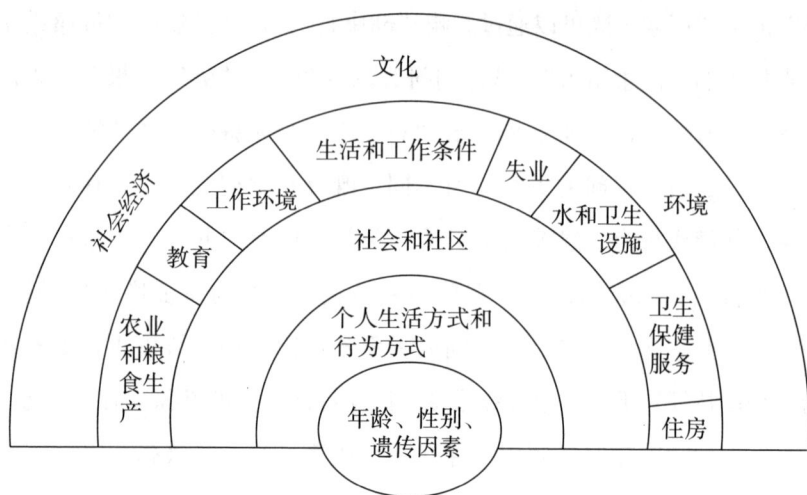

图 4　健康社会影响因素分层模型

该模型由内而外分为五层，依次代表着影响个体健康的主要因素。第一层代表不同年龄、性别和遗传因素的个体；第二层代表个体不同生活方式和行为方式，可能对健康产生不同影响；第三层代表社会和社区的影响，社会支持既可能对个体健康带来积极影响，也可能给个体健康带来消极影响；第四层代表社会结构性因素，如工作环境、工作和生活条件等；第五层代表宏观社会经济、文化和环境对个体的影响。

（二）健康社会决定因素行动框架

2008 年，WHO 健康社会决定因素委员会在《用一代人的时间弥合差距》报告中，提出了健康社会决定因素的行动框架（图 5）。该报告对各种健康社会决定因素进行了整合，并讨论了如何利用健康的社会决定因素理论解决全球健康问题。健康社会决定因素框架将影响健康的社会决定因素分为两种：日常生活环境和社会结构性因素。两种健康的社会决定因素彼此交互作用，而每一种社会因素内部的各个因素之间也在相互作用。这个行动框架分析社会决定因素影响健康和健康公平的路径是，社会结构性因素决定着人们的日常生活环境，而国家和政府采取的社会资源分配制度，也在影响着社会结构性因素和日常生活环境。

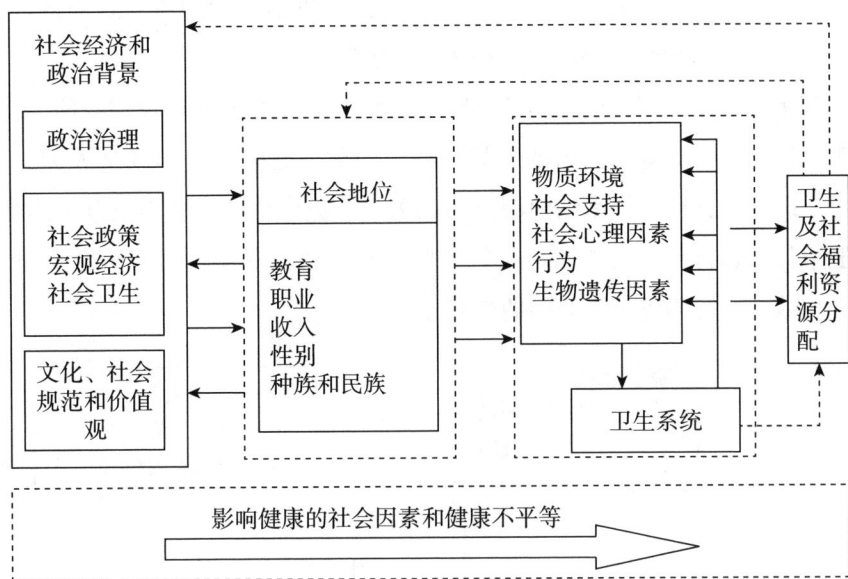

图 5　健康社会决定因素的行动框架

根据这一行动框架，WHO 建议各个国家主要从三个方面着手采取行动。

第一，改善人们的日常生活环境，尤其是改善妇女和女童的生活环境，重视儿童出生环境，关注儿童和幼儿期的成长和教育，改善生活和工作环境，关注老年人的生活健康。

第二，关注人们日常生活环境的社会结构性因素，着力解决权力、财富和社会资源分配不公平的问题。

第三，注重测量和收集证据，评估行动效果，不断充实健康社会决定因素领域的知识基础，并通过宣传教育，提高公众对健康社会决定因素的认识。

三、健康信念模式

健康信念模式（the health belief model，HBM）是由霍克巴姆（Hochbaum）于 1958 年在研究了人的健康行为与其健康信念之间的关系后提出的，其后经贝克（Becker）等社会心理学家的修订逐步完善而成。该模式以心理学为基础，由需要动机理论、认知理论和价值期望理论综合而成，并被用于预测人的预防性健康行为和实施健康教育。

健康信念模式遵循认知理论原则，强调个体的主观心理过程，即期望、思维、推理、信念等对行为的主导作用。因此，健康信念形成是人们接受劝导、改变不良行为、采纳健康行为的关键。健康信念模式由三部分组成，即健康信念、行动线索或意向、行为的制约因素。其中，健康信念又分为感知到威胁、行为评价、效能期待三方面（图6）。

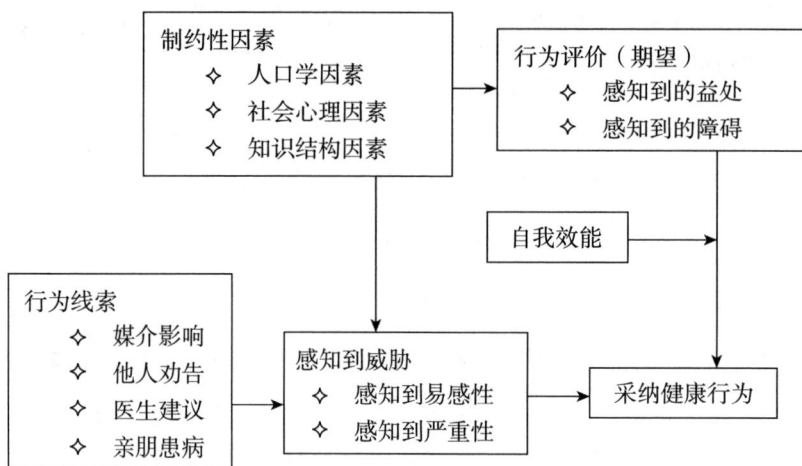

图 6　健康信念模式框架

（一）健康信念

感知（perception）是 HBM 的核心概念，被界定为对疾病威胁和行为后果的感知，即人如何看待健康与疾病，如何认识疾病的严重程度和易感性，如何认识采取预防措施后的效果和采取措施所遇到的障碍，也就是健康信念。健康信念模式认为，人们要接受医务人员的建议而采取某种有益于健康的行为或放弃某种危害健康的行为，需要具备下面 3 个条件。

1. 感知到威胁

感知到威胁也就是知觉到某种疾病或危险因素的威胁，并进一步认识到问题的严重性，包括两方面。

（1）对疾病易感性的认识（perceived susceptibility）：指个体对自己突

患某疾病或陷入某种疾病状态的可能性的认识，包括对医务人员所做的判断的接受程度及自己对疾病发生、复发可能性的判断等。知觉到易感性越大，采取健康行为的可能性就越大。

（2）对疾病严重性的认识（perceived seriousness）：指个体对罹患某疾病的严重性的看法，包括人们对疾病引起的生物学、临床后果（如痛苦、疼痛、伤残、死亡等）的判断及对疾病引起的社会后果（如工作烦恼、失业、家庭和社会关系受影响等）的判断。对疾病严重性的认识过高或过低均会阻碍个体采取健康行为。只有对疾病的严重性具有中等程度的判断，才能促进个体采纳健康行为。

当个体认识到疾病的易感性和严重性之后，会感到疾病对自身的威胁（perceived threat），从而促使其摒弃不健康的行为，采取健康的行为。

2. 行为评价

行为评价（behavioral evaluation）是指对采取某种行为或放弃某种行为的结果的估计，包括认识到该行为可能带来的好处，同时也认识到采取行为可能遇到的困难两个方面，也就是对采纳健康行为或放弃某种行为带来的利弊进行衡量的过程。

（1）对行为益处的认识（perceived benefits）：指人们对于实施或放弃某种行为后，能否有效降低疾病的危险性或减轻疾病后果的判断，包括能否以有效预防该疾病、能否减轻病痛及减少疾病产生的社会影响两方面。只有当人们认识到自己的行为有效时，才会自觉地采取行动。

（2）对实施或放弃行为障碍的认识（perceived barriers）：指人们对采纳医生或公共卫生人员建议行动存在的困难和阻力的认识，包括克服这些困难与阻力的有形成本、心理成本等，如花费太大、可能带来痛苦、与日常生活的时间安排有冲突等。对采取行动可能遇到的困难具有足够的认识，是使行为巩固、持久的必要前提。

3. 效能期待

效能期待是对自己实施或放弃某种行为的能力的自信，也称自我效能（self-efficacy），即一个人对自己的行为能力有正确的评价和判断，相信自己一定能通过努力成功地采取一个导致期望结果的行动。自我效能的重要作用在于当认识到采取某种行动会面临障碍时，需要有克服障碍的信心和意志，才能完成这种行动。

（二）行动线索或意向

行动线索（cues to action）又称行动诱因或提示因素，是人们能否采取预防性措施的促进因素，是激发或唤起行为者采取行动的导火线或扳机，是健康行为发生的决定性因素，通常可分为两类。

一是内在线索，主要是行为者内在因素，如自身的焦虑、紧张感等。

二是外在线索，包括传媒活动的宣传、医务人员的提醒、他人的忠告、亲友的疾病经验等。

（三）行为的制约因素

行为的制约因素是可能影响行为的其他内外部因素，尤其是环境因素。常见的有三类：一是人口学特征，如年龄、性别、种族、籍贯等。二是社会心理学因素，如个性、社会阶层、同伴及他人的影响等。三是知识结构因素，如关于疾病的知识、以前患此病的经验等。

综上所述，健康信念模式认为，如果个体对其目前的不良行为感到害怕，并坚信其改变不良行为所得到的益处大于障碍时，个体才会感到有信心、有能力通过长期努力改变不良行为。在临床护理工作中，当护士希望个体摒弃目前不良的行为方式而采纳健康的行为方式时，可应用健康信念模式来帮助个体达成目标。

四、卫生服务需求理论

（一）卫生服务需求的基本概念

卫生服务需要（health care need）是指依据人们的实际健康状况与"理想健康状态"之间存在差距而提出的对预防、保健、医疗、康复等卫生服务的客观要求，包括个人觉察到的需要（perceived need）和由医疗卫生专业人员判定的需要。其中，专家判断的需要有时与个人觉察到的服务不一致，那些专家判定需要而未被个人认识到的需要被称为潜在需要（potential need）。卫生服务需要综合地反映居民的健康状况，并在对居民患病频率及严重程度进行调查测量的基础上，提出对门诊、住院、预防、保健和康复等卫生服务的合理需要量。

卫生服务需求（health care demand）是从经济和价值观念出发，在一定的经济水平和价格水平下，人们愿意且有能力购买的卫生服务量，强调意愿和支付能力两个角度，实践测算中多采用实际发生的健康服务量作为获得方法。一般可将健康服务需求分为两类：一是由需要转化而来的需求，即有效需求；二是没有需要的需求（认知需求和诱导需求）。

（二）卫生服务需求的影响因素

从经济学角度看，卫生服务需求的影响因素可分为两类：经济因素和非经济因素

1. 经济因素

经济因素主要包括服务与相关服务的价格、消费者收入水平与社会收入分配公平程度等。

（1）服务的价格：在其他条件不变的前提下，服务的需求量与其价格之间呈反方向变动关系，即随着服务价格的上升而需求下降，随着服务价格的下降而需求上升。

（2）相关服务价格：一般而言，服务需求量与其互补品的价格呈反向变动，而与其替代品的价格呈正向变动。

（3）消费者收入水平：一般而言，收入越高，消费者的购买力越强，需求就越大；反之，收入越低，购买力越弱，需求也越少。

（4）社会收入分配公平程度：主要是影响消费结构的改变。在社会总收入水平既定的情况下，高收入阶层收入的增加（减少）通常伴随着低收入阶层收入减少（增加），消费结构就会产生变化；同样，高收入、低收入阶层人数的变化，也会影响总需求量。

（5）其他因素：如在其他条件不变的前提下，货币储蓄增加，同样消费者对服务（劳务）的购买力下降，则可能降低现时的需求。

2. 非经济因素

非经济因素主要包括消费者偏好及其对未来的预期、人口数量与结构变动、消费政策等。

（1）主观偏好：消费者对各种服务方式有自己的评价和喜好，这种偏好会影响其对某种（某些）服务的需求增加。比如，我国农村老年人对于家庭养老历来有一定的心理偏好，而对机构养老有一定偏见，所以，机构养老的主观需求和客观利用都较低。

（2）消费者的未来预期：如果消费者预期未来收入和价格水平上升，则可能增加现时消费，引起需求增加；反之，则可能会持观望态度，减少现时消费，降低需求。

（3）人口数量与结构变动：一方面，在其他因素不变的情况下，人口数量的增加，必然导致需求总量的增加。另一方面，即使人口数量不变，人口年龄、性别、教育、婚姻、住房等结构的改变，也会影响需求。比如因为高龄老年人患病、失能等风险更大，其人口比重增加势必会增加服务需求量；而独居、空巢、离婚（丧偶）等特殊老年人群面临的风险和问题更多，因此，其占比的增加，也会带来需求量的改变。

（4）消费政策：若政府推行高储蓄利率政策，则会刺激储蓄增加，减少消费，抑制需求；反之，则可能起到鼓励消费、拉动需求的作用。

（5）保障政策：比如，医疗保障、养老保障的覆盖面、保障水平、支付方式等都会对养老服务需求起到刺激或抑制作用。医疗保险中起付线的改变、共付比例的改变，对于老年人医疗服务的需求有明显的影响。

（6）其他因素：如时间价值、服务供给者等对需求也有一定影响。

第二节　需求状况分析指标设计

一、指标框架

依据上述理论，结合相关研究结论，需求状况主要体现在个人接受中医药健康服务的行动、意愿两方面，而其影响因素主要体现在个人、家庭与社会两大层面。其中，个人因素包括个人的人口学特征、个人健康状况、健康信念、健康知识及个人经济状况；家庭与社会因素主要包括家庭经济状况、家庭疾患、家庭关系、健康宣传、服务供给等方面（如图7所示）。

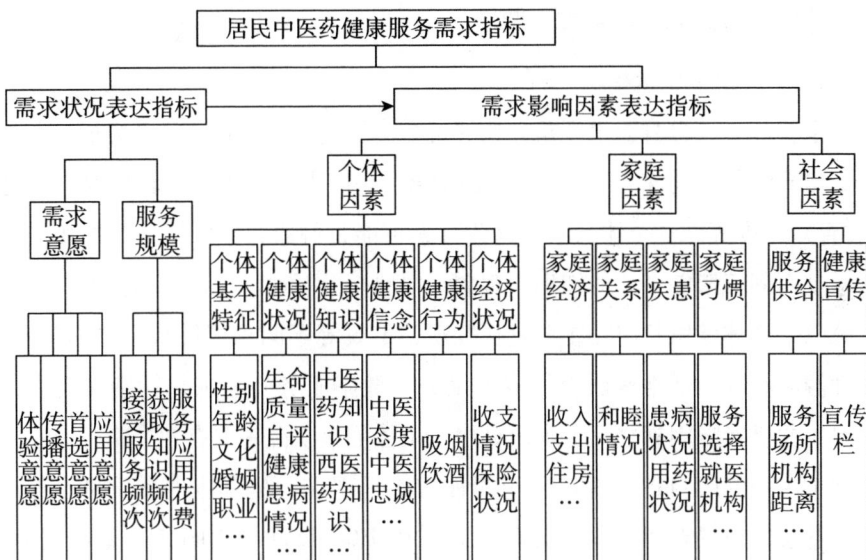

图7　中医药健康服务需求状况的表达指标框架

二、主要分析指标

（一）需求状况表达指标

根据需求的概念，需求表现为接受服务的数量，包括接受服务的意愿、接受服务的能力两方面。其中，接受能力在一定程度上受经济等因素影响较大，故将其置于影响因素中。据此，需求状况表达指标分为两类。

1. 需求意愿表达指标

需求意愿解决的是从心理、情感上，居民是否愿意接受中医药健康服务的问题。主要表现为是否愿意体验中医药健康服务、是否愿意首选中医药健康服务、是否愿意传播中医药健康相关知识、是否愿意应用中医药健康知识等。

2. 服务规模表达指标

服务规模则是从客观上反映居民是否曾经接受过中医药健康服务的问题。主要表现为是否接受过中医药健康服务、是否尝试过获取中医药健康相关知识、调查年份用于中医药健康服务的费用规模等。

（二）需求影响因素表达指标

1. 个人因素表达指标

主要从个人自身因素视角，探寻可能的影响因素，包括 6 个方面。

（1）个体基本特征：包括受访对象的性别、年龄、婚姻状况、文化（教育）程度等。从个体角度，这些因素可能是健康、经济等方面的影响因素，进而间接影响个体的知识、观念（情感）及意愿（态度）、行为。

（2）个体健康状况：主要是从客观、主观等不同角度反映个体的生理、心理健康状况，通常被认为是卫生服务（健康服务）需求，特别是需要的主要、关键影响因素之一。本研究中，个体健康状况主要有两类指标。

①主观健康自评指标，采用两种方式呈现。一是个体生命质量。考虑到问卷总体篇幅及可获得性等问题，采用 EQ-5D 问卷中的 5 个基本问题，反映个体的生命质量。二是个体健康自评。主要从横向、纵向两方面展示。其中，纵向体现为对自身健康状况与去年相比健康状况比较，横向表现为对自身健康状况的总体评价（通过分值表示）。

②客观健康状况指标。一是个体的身高、体重的基本体征指标。二是慢性病患病情况。考虑到中医药在慢性病防治中的相对优势，以及慢性病在疾病谱中的"优势"，主要询问受访对象是否被确诊患有慢性病，特别是高血压、糖尿病等。

（3）个体健康知识：主要体现为个体中医药、西医药知识的水平。借鉴健康素养、中医药健康文化素养调查问卷的思路，结合调查内容偏多的实际，课题组筛选确定了 40 个选择题，通过现场问卷调查，测量居民对医药、中医药的知识掌握情况。

（4）个体健康信念：主要反映居民对中医药的情感与态度，表现为居民对中医院健康服务的认可程度。总体上，是否相信中医、是否愿意体验中医药（与意愿共用）、对所学中医药知识是否有用的判断等。

（5）个体健康行为：主要通过吸烟、饮酒等行为及其发生频率，反映个体在健康行为方面的实际表现，并间接反映居民的自我健康维护意识。

（6）个体经济状况：一是个体收支状况，主要表现为个人年收入、年消费支出、年用于医疗卫生服务的支出等。二是个体医保情况，主要表现为医保类型、医疗救助状况等。

2. 家庭因素表达指标

主要从家庭经济状况、家庭关系、家庭疾患、家庭习惯等方面体现。

（1）家庭经济状况：主要包括家庭总收入、人均收入（通过家庭人数、家庭总收入等计算）、家庭支出、医药支出及其占比（其中，后者通过计算得出）、是否被界定为贫困户、家庭建筑面积（体现家庭收入或变现能力）等。

（2）家庭关系状况：主要是家庭和睦情况。

（3）家庭疾患：作为居民最直接的环境，家中是否有病患等可能会影响家庭经济、影响居民的健康知识获取及健康信念等。主要表现为家庭中是否有慢性病患者、是否有长期服药者等。

（4）家庭习惯：主要反映家庭是否有使用中医药的"习惯"和氛围。通过询问家庭成员是否接受过中医药健康服务、接受过什么类型的中医药健康服务、习惯选择什么类型的健康服务（医疗服务）机构等获得。

3. 社会因素表达指标

主要反映居民所在地区、社区中医药健康服务供给状况及是否有良好的中医药氛围，特别在中医药健康服务宣传方面是否做出了一些引导等，包括两方面。

（1）中医药健康服务供给状况：主要体现为住宅地是否有医疗服务机构、是否提供中医药服务、距离最近的医疗机构有多远等。

（2）中医药健康服务宣传情况：主要通过所在社区/村、所在单位、所在院校（包含子女、孙子女所在院校）是否有中医药健康知识宣传栏等获得。

第三节 需求状况调查的样本选择

一、调查对象与调查内容

（一）调查对象

主要是随机抽取的样本县（市、区）辖区内 15 岁以上常住居民。

（二）调查内容

依据上述理论模型和指标，设计调查问卷，主要内容包括调查对象家庭基本状况、个人基本状况、个人健康状况、个人健康行为与信念、个人健康知识 5 个方面（详见附录 2）。

二、抽样过程

（一）确定样本含量

由于我国中医药健康服务需求率 P 为 $1/4 \sim 1/3$，按较小率计算（$P = 25\%$），设定检验水准 $\alpha = 0.05$、容许误差为 $0.1P$，根据最小样本量计算公式得到本次研究的样本量 n 为 1156 人。考虑研究对象失访的可能性，按 20% 增加样本量，故样本量应为 1388 人。为此，课题组确定每个县（市、区）调查 100 人，合计 1500 人。

$$n = \left\{ \frac{Z_{\frac{\alpha}{2}}}{\arcsin\left[\dfrac{\delta}{\sqrt{p(1-p)}}\right]} \right\}^2$$

（二）选择调查点

鉴于研究的特定性，调查范围为江西省 11 个设区市、100 个县（市、区）。其中，调查点的选择、抽取主要是借鉴国家《2017 年中国公民中医药健康文化素养调查工作方案》（国中医药办新发〔2017〕24 号），综合考虑地理区域及代表性、可行性和经济有效性等因素，确定选择 15 个县（市、区）作为调查范围，占江西省县级区划数的 15%，略超过 2017 年全国中医药健康文化素养调查比例（共调查 336 个县级区划，占全国 2851 个县级区划数的 11.78%）。

鉴于地域及人口、经济规模对中医药健康服务总量的重要影响，以区位与人口、经济规模作为主要依据抽取调查县（市、区）。其中，考虑到省会城市的特殊性及省会南昌市在全省 GDP 总量中的比重（占比超过 1/5），从南昌市选择 3 个县（市、区）、其他地市选择 12 个县（市、区）作为调查地区；考虑到不同地域在经济、文化等存在的差异，将其他 10 个地市、91 个县（市、区）分为赣南（赣州、萍乡、吉安三地市，36 个县、市、区，向南毗邻广东，向西毗邻湖南，向东毗邻福建）、赣中（宜春、抚州、新余三地市，23 个县、市、区，向西毗邻湖南，向东毗邻福建）、赣北（九江、景德镇、上饶、鹰潭四地市，32 个县、市、区，向北毗邻湖北、安徽）三大片区；考虑到经济规模往往与人口规模相互影响，采用 GDP 总量和人均GDP 结合作为经济、人口规模的综合反映指标。

最终选择 15 个样本地作为调查地点。其中，县 4 个（占全省 66 个县的6.06%）、县级市 3 个（占全省 11 个县级市的 27.27%）、市辖区 8 个（占全省 23 个市辖区的 34.78%）。

（三）选择样本点

与供方调查相似，以村（居）委会作为调查的基础单元（本研究统称"样本点"）。借鉴 WHO 药品价格抽样调查的思路，考虑到中医药健康服务可能存在一定的区域辐射性，而大部分政府所在地为本地经济、文化中心，故以政府驻地为中心向四周发散选择调查点。采用分层多阶段抽样方法，完成样本点的选择：每个调查县（市、区）随机抽取 2 个街道（其中，1 个为县级政府驻地）、1 个乡镇，若该县（市、区）街道或乡镇数量不足，则以乡镇或街道代替。每个街道抽取 2 个居委会（其中，1 个为街道办驻地），居委会数量不足或街道办驻地为村委会的以村委会补充；每个乡镇抽取 2 个村委会（其中，1 个为乡镇政府所在地），村委会数量不足或乡镇政府驻地为居委会的，以居委会替代。预计抽取 30 个街道、15 个乡镇、60 个居委会、30 个村委会。

（四）居民抽样

以抽中的样本点为基础，并根据居委会（政府驻地村委会）辖区人口相对较多的实际情况，每个居委会随机抽取 2 个社区（片区），每个社区（片区）随机抽取 10 个家庭户；每个村委会作为 1 个片区，随机抽取 10 个家庭户；两者结合，预计共抽取 1500 个家庭户。考虑到居民（中医药）健康需求、健康素养在家庭户中的聚集性，每个家庭户随机抽取 1 名 15 岁以上常住人口作为调查对象。要求调查对象具有一定的沟通能力，能够完成问卷的独立作答或通过面对面交流作答。若被抽中家庭不具备独立或通过协助完成作答的能力，则寻找代理人完成；若无法找到合适代理人的，则重选 1 户作为替代调查对象。

最终，课题组选择 1500 名 15 岁以上常住人口作为调查对象，并收集到有效问卷 1491 份。

第四章
中医药健康服务需求状况实证分析

第一节　居民需求状况分析

一、调查对象基本情况

本次调研共发放问卷 1500 份，回收问卷 1491 份，问卷回收率为 99.40％；剔除无效问卷 9 份，剩余有效问卷 1482 份，有效问卷回收率为 98.80％。对 1482 份有效问卷展开分析。定量数据采用 $\bar{X} \pm S$ 描述，定性数据采用 n（％）进行描述性分析；利用方差分析、卡方检验比较不同年龄、性别、行业、学历等人群的素养得分差异；采用 logistic 回归了解影响居民中医健康素养、中医药健康信念与行为主要影响因素；采用 pearson 相关分析吸烟状况、饮酒状况、锻炼状况关联性。统计分析通过 IBM SPSS22.0 完成，均采用双侧检验，检验水准 α 为 0.05。

（一）家庭基本情况

1. 户口性质

6 人未填此项。非农业户口占比 65.92％；农业户口占比 33.67％。大多数区县非农业户口性质的调查对象大于农业户口，西湖区非农业户口达到 99.00％，但进贤县和会昌县的农业户口调查对象占比较大，分别达到 77.00％和 61.62％。

2. 家庭关系氛围

认为家庭氛围较和睦的占比 70.72％，家庭关系较和睦的占比 20.85％；

家庭关系一般的占比为 7.42%；家庭关系不和睦的占比为 0.54%；7 人未填此项。

3. 住房情况

（1）住房类型：住楼房的占比 83.87%；住砖瓦平房的占比 12.35%；住土坯平房的占比 1.21%；住房类型为其他的占比 1.96%；9 人未填此项。各区县住房类型方面，楼房占比最大的是月湖区，达到 94.62%，占比最小的是永修县，为 69.62%；砖瓦平房占比最大的是湘东区，为 36.27%，最小的是月湖区，为 2.2%；青原区土坯平房占比最大，为 4.3%，南城县、樟树市、章贡区、月湖区无土坯平房。

（2）住房面积：住房面积≤79m² 的占比 17.00%；住房面积≥160m² 的占比 12.75%；24 人未填此项。在各区县住房面积方面，住房面积≤79m² 占比最大的是西湖区，为 39.00%，占比最小的是进贤县，为 0；住房面积 80~159m² 占比最大的是进贤县，为 91.00%，占比最小的是东湖区，为 48.04%；住房面积 160~319m² 占比最大的是德兴市，为 19.00%，占比最小的是渝水区，为 3.03%；住房面积≥320m² 占比最大的是会昌县，为 10.10%，占比最小的是青原区、进贤县和西湖区，为 0。

（3）对居住环境的满意度：对居住环境非常满意占比 36.57%；较满意占比 37.11%；一般满意占比 21.79%；不满意占比 4.39%；2 人未填此项。

各区县情况：对居住环境非常满意占比最大的是德兴市，为 52.00%，占比最小的是月湖区，为 23.66%；对居住环境较满意占比最大的是月湖区，为 46.24%，占比最小的是东湖区，为 23.53%；对居住环境一般满意占比最大的是渝水区，为 31.31%，占比最小的是永修县，为 12.66%；对居住环境不满意占比最大的是渝水县，为 9.09%，占比最小的是章贡区，为 1.01%。

（二）个人基本情况

1. 性别

女性占比 54.18%，男性占比 45.75%。

2. 年龄

将年龄分为 16～44 周岁、45～59 周岁、≥60 周岁 3 个年龄段。16～44 周岁年龄段占比 36.50%，45～59 周岁年龄段占比 35.02%，60 周岁及以上年龄段占比 25.84%；39 人未填此项。

在各区县的年龄分布中，16～44 周岁年龄段占比最大的是会昌县，为 57.00%，占比最小的是西湖区，为 19.59%；45～59 周岁年龄段占比最大的是德兴市，为 46.00%，占比最小的是月湖区，为 20.65%；≥60 周岁年龄段占比最大的是西湖区，为 46.39%，占比最小的是永修县，为 9.33%。

3. 民族

1473 名调查对象是汉族，占比 99.39%；2 人是畲族；4 人是其他少数民族；3 人未填此项。

4. 文化程度

调查对象文化程度普遍不高，初中及以下的占比 49.93%；高中/中专/职高水平的占比 29.69%；本科/大专及以上水平的占比 20.18%，其中硕士及以上的仅有 3 人；3 人未填此项。

各区县文化程度情况，初中及以下学历占比最高的是南城县，为 72.12%，占比最低的是章贡区，为 27.00%；高中/中专/职高学历占比比较均衡，大部分在 30% 左右，其中进贤县占比最高，为 41.00%，德兴市占比最低，为 17.00%；本科/大专及以上学历占比最高的是东湖区，为 31.37%，占比最低的是南城县，为 4.81%。

5. 婚姻状况

已婚者占比 86.10%；未婚者占比 5.67%；丧偶/离异/分居者占比 8.23%。各区县婚姻状况，未婚占比最大的是章贡区，为 17.82%，占比最小的是南城县，为 0；婚姻状况为已婚占比最大的是南城县，为 95.19%，占比最小的是德兴市，为 79.00%；婚姻状况为丧偶/离异/分居占比最大的是德兴市，为 14.00%，占比最小的是南城县，为 4.81%。

6. 职业类型

自由职业者占比 31.24%；机关、企事业单位相关人员及军人占比

25.91%；无业者占比 25.00%；农民占比 16.53%。各区县的职业类型情况，机关、企事业单位及军人占比最大的是月湖区，为48.86%，占比最小的是永修县，为 12.66%；自由职业者占比最大的是章贡区，为 45.36%；农民占比最大的是会昌县，为 26.00%，最小的是西湖区，为 1.00%；无业者占比最大的樟树市为 43.69%，占比最小的昌江区为 13.00%。

7. 参加社会医疗保险

93.12%的居民有社会医疗保险（以下简称医保），有城乡居民医保的占比 62.35%，有城镇职工医保的占比 30.77%；8 人未填此项。城乡居民医保占比最大的是湘东区，为 90.20%，占比最小的是东湖区，为 25.00%；城镇职工医保占比最大的是东湖区，为 67.00%，占比最小的是湘东区，为 5.88%；另外，昌江区调查对象无医保的占比最多，为 11.00%，西湖区调查对象无医保的占比最小，为 1.92%。

8. 购买商业保险情况

没有商业保险者占比 86.44%；有 1 份商业保险者占比 8.91%；3.71%的人有 2 份及以上商业保险；14 人未填此项。无商业保险者占比最大的是丰城市，为 97.00%，占比最小的是章贡区，为 74.49%；有 1 份商业保险者占比最大的是章贡区，为 20.41%，占比最小的是丰城市，为 2.00%。

9. 是否为政府医疗救助对象

是政府医疗救助对象的占比 12.08%，不是政府医疗救助对象的占比 87.25%，10 人未填此项。是政府医疗救助对象的占比最大的是南城县，为 23.00%，占比最小的是湘东区，为 7.84%。

10. 体重指数情况

在体重指数（BMI）方面，885 名调查对象 BMI 值正常，占比 59.72%；392 名调查对象超重，占比 26.45%；96 名调查对象肥胖，占比 6.48%；105 名调查对象偏瘦，占比 7.09%；4 人未填此项。偏瘦的研究对象占比最大的是青原区，为 13.40%，占比最小的是湘东区，为 0.98%；正常体型占比最大的是樟树市，为 66.02%，最小的是东湖区，为 48.04%；超重体型占比最多的是东湖区，为 38.24%，占比最小的是章贡区，为

19.00％；肥胖体型占比最大的是丰城市，为 11.00％，最小的是月湖区，为 2.17％。

二、调查对象健康状况

（一）活动能力状况

1. 行动方面

在个人行动方面，1373 名调查对象认为行动无任何困难，占比 92.65％；109 名调查对象认为行动有些不便，占比 7.35％。109 名认为行动有些不便的调查对象中，51.38％的调查对象年龄在 60 周岁及以上。通过单因素分析，性别、年龄、文化程度、就业状况等对居民行动能力有显著影响（$P<0.05$），通过多元线性回归分析，仅性别和就业状况对居民行动能力影响显著（$P<0.05$）。

2. 自我照顾

在自我照顾（盥洗、穿衣、上厕所等）方面，1403 名调查对象认为无任何问题，占比 94.67％；75 名调查对象认为有些问题，占比 5.06％；有 4 名调查对象认为无法自己盥洗或穿衣。75 名认为有些问题的调查对象中，44.00％的调查对象年龄在 60 周岁及以上。通过单因素分析，年龄、文化程度、婚姻状况等对居民自我照顾方面有显著影响（$P<0.05$），通过多元线性回归分析，相关要素对其无显著影响（$P>0.05$）。

3. 从事平常活动

在从事平常活动（工作、读书或者做家务）方面，1349 名调查对象认为无任何问题，占比 91.03％；124 名调查对象认为有些问题，占比 8.37％；有 9 名调查对象认为无法从事日常活动。124 名认为有些问题的调查对象中，41.13％的调查对象年龄在 60 周岁及以上。通过单因素分析，年龄、文化程度、婚姻状况、职业类型对居民从事平常活动方面有显著影响（$P<0.05$），通过多元线性回归分析，相关要素对其无显著影响（$P>0.05$）。

（二）自评健康状况

1. 自我身体感知

在自觉身体疼痛或不舒服方面，1022 名调查对象认为无任何疼痛或不舒服，占比 68.96％；433 名调查对象自觉有中度疼痛或不舒服，占比 29.12％；有 26 名调查对象自觉极度疼痛或不舒服；1 名调查对象未填该项。433 名自觉有中度疼痛或不舒服的调查对象中，40.65％的调查对象年龄在 45～59 周岁，60 周岁及以上的调查对象占比 37.88％，16～44 周岁的调查对象占比 21.47％。通过单因素分析，年龄、文化程度、婚姻状况、职业类型对居民自我身体感知方面有显著影响（$P < 0.05$），通过多元线性回归分析，相关要素对其无显著影响（$P > 0.05$）。

2. 自觉焦虑或抑郁

1247 名调查对象认为不觉得焦虑或抑郁，占比 84.14％；209 名调查对象自觉有中度焦虑或抑郁，占比 14.10％；有 23 名调查对象自觉极度焦虑或抑郁；3 名调查对象未填该项。209 名自觉中度焦虑或抑郁的调查对象中，有 39.23％的调查对象年龄在 45～59 周岁，16～44 周岁的调查对象占比 34.45％，60 周岁及以上占比 26.32％。通过单因素分析，性别、婚姻状况、职业类型对居民自觉焦虑或抑郁方面有显著影响（$P < 0.05$），通过多元线性回归分析，相关要素对其无显著影响（$P > 0.05$）。

（三）患慢性病情况

1. 慢性病患病总体情况

401 名调查对象患有慢性病，占比 27.06％；1051 名调查对象没有慢性病，占比 70.92％；30 人未填该项。通过单因素分析，性别、年龄、婚姻状况、就业状况、职业类型对居民慢性病患病有显著影响（$P < 0.05$），通过多元线性回归分析，性别、年龄、就业状况对其影响显著（$P < 0.05$）。

2. 高血压患病情况

1171 名调查对象无高血压病，占比 79.01％；295 名确诊为高血压，占比 19.91％；16 名调查对象未填该项。

295 名确诊为高血压者，有 57.63％的年龄在 60 周岁及以上，45～59 周岁的占比 29.49％，32～44 周岁的占比 12.54％，1 人未填该项。

在服用降压药频率方面，169 名调查对象按医嘱每天服用，占比 63.77％；47 名调查对象偶尔或必要时服用，占比 17.74％；47 名调查对象从不服用降压药物，占比 17.74％；2 名未填该项。

在最近一次测量血压时间方面，102 名调查对象为 1 周内，占比 38.49％；70 名调查对象为 1 个月内，占比 26.42％；40 名调查对象为 3 个月内，占比 15.09％；25 名调查对象为半年内，占比 9.43％；26 名调查对象为半年以前，占比 9.81％；2 名未填该项。

在目前血压情况方面，122 名调查对象的血压正常，占比 41.36％；81 名调查对象的血压不正常，占比 27.46％；51 名调查对象自身不清楚，占比 17.29％；41 名未填该项。

在近 3 个月以来接受专业高血压防治指导方面，101 名调查对象接受过，占比 34.24％；188 名未接受，占比 63.8％；6 名未填该项。

3. 糖尿病患病情况

1398 名调查对象未被医生确诊为糖尿病，占比 94.33％；75 名确诊为糖尿病，占比 5.0％；9 名未填该项。75 名确诊为糖尿病的调查对象中，44 名调查对象年龄在 60 周岁及以上，占比 58.7％；23 名在 45～59 周岁，占比 30.67％；8 名在 32～44 周岁，占比 10.66％。

在服用降糖药物频率方面，56 名调查对象按医嘱每天服用，占比 74.67％；10 名偶尔或必要时服用，占比 13.33％；9 名从不服用降糖药物，占比 12.00％。在使用降糖药物种类方面，56 名调查对象选择口服降糖药物，占比 74.67％；4 名选择注射降糖药物，占比 5.33％；11 名两种方式兼有，占比 14.67％；4 名未填该项。

最近一次测量血糖时间方面，59 名调查对象在 1 个月内，占比 78.67％；4 名在 3 个月内，占比 5.33％；9 名在半年内，占比 12.00％；3 名在半年以前，占比 4.00％。在当前血糖值方面，25 名调查对象正常，占比 33.33%；37 名不正常，占比 49.33%；13 名不清楚，占比 17.34%。

（四）60 周岁及以上调查对象健康状况

根据问卷设计，对年龄在 60 周岁及以上的调查对象进行了进一步调查，共筛选出 383 位，具体情况如下。

1. 个人健康保障状况

在主要经济来源方面，151 名调查对象来源于自己或是配偶，占比 39.43%；143 名的来源是养老保险，占比 37.34%；41 名来源于子女，占比 10.70%；17 名来源于社会救济，占比 4.44%；14 名来源于其他，占比 3.66%；16 名未填写。

在购买商业养老保险方面，没购买保险的调查对象占比 88.77%，即 340 位老人没有购买商业医疗保险；购买 1 份商业保险的老人共 20 位，占比 5.22%；购买 2 份及以上的老人只有 1 人，占比 0.26%；其余共有 22 人未填写。在长期护理保险购买意愿方面，167 名调查对象选择不愿意购买，占比 43.60%；127 名意向不明确，占比 33.16%；72 名表示愿意，占比 18.80%；17 名未填写。

近一个月是否需要他人照顾方面，334 名调查对象表示不需要，占比 87.21%；37 名表示需要，占比 9.66%；12 位未填写。

2. 个人生理功能及患病状况

近 6 个月内听力方面，293 名调查对象能听清楚，占比 76.50%；60 名需要别人提高音量，占比 15.67%；19 名表示很难听清，占比 4.96%；11 名未填写。6 个月内说话方面，326 名调查对象说话无困难，占比 85.12%；43 名表示有困难，占比 11.23%；14 名未填写。

近 6 个月内辨认 20 米外熟人能力方面，274 名调查对象没有或有轻度困难，占比 71.54%；77 名自觉中度困难，占比 20.10%；19 名自觉极度困难，占比 4.96%；13 名未填写。

所患疾病方面，152 名调查对象被医生确诊患有 1 种疾病，占比 39.69%；74 名患有 2 种疾病，占比 19.32%；23 名患有 3 种疾病，占比

6.01％；18 名患 4 种及以上疾病，占比 4.70％；94 名未患病，占比
24.54％；22 名未填写。

3. 个人行动能力状况

自己吃饭、穿衣、上厕所、洗漱等个人行动能力方面，90.00％以上的
调查对象表示不费力。仅在自己上下楼方面，有 55 人表示有些困难，占
比 14.36％。

三、健康素养分析

本部分调查内容主要包含西医健康素养和中医健康素养两部分，分别
用得分率表示调查对象在调查过程中的得分情况。

1. 居民健康素养总分情况

在居民健康素养总体得分率（％）方面，681 名调查对象得分率在
60％～80％，占比 45.95％；489 名在 40％～60％，占比 33.00％；220 名
在 20％～40％，占比 14.84％；58 名在 80％以上，占比 3.91％；34 名在
20％以下，占比 2.29％。在得分率居于 60％～80％的 681 名调查对象中，
326 名为 16～44 周岁，占比 47.87％；248 名为 45～59 周岁，占比
36.42％；106 名为 60 周岁及以上，占比 15.57％；1 名未填写。

2. 居民西医健康素养

关于健康的概念，58.00％的调查对象能答出正确答案，即健康不仅是
没有疾病，而是身体、心理和社会适应的完好状态；在通常情况下，献血
者要到什么地方进行无偿献血，68.40％的调查对象能答出正确答案，即血
液中心（血站）或其献血车；在关于乙肝可以通过以下哪些方式传染给他
人，52.20％的调查对象能答出正确答案，即可以通过性行为、输血、母婴
传播；关于慢性病的描述，30.60％的调查对象能答出正确答案，即慢性病
很难治愈；关于发生煤气中毒后，救护者首先应该怎样处理煤气中毒者，
70.20％的调查对象能答出正确答案，即将患者移到通风处；关于对肺结核
患者的治疗，58.80％的调查对象能答出正确答案，即国家免费提供抗结核

药物；关于国家免费为农村怀孕或准备怀孕的妇女补服叶酸，47.20％的调查对象能答出正确答案，即预防神经管缺陷（脊柱裂、无脑儿）；关于碘缺乏最主要的危害，56.60％的调查对象能答出正确答案，即影响智力和生长发育；关于剧烈活动时，会因大量出汗而丢失体内水分，在这种情况下，最好补充何种物质，55.10％的调查对象能答出正确答案，即饮淡盐水；关于健康的心理，83.10％的调查对象能答出正确答案，即遇到困难时，积极想办法解决；关于当患者依照医生的治疗方案服药后出现不良反应，正确的做法方面，90.40％的调查对象能答出正确答案，即找医生处理；关于要想了解某个医疗机构是否合法，71.00％的调查对象能答出正确答案，即咨询当地卫生管理部门，或其官方网站查询；关于哪些人群应该关注健康知识，63.50％的调查对象能答出正确答案，即所有人；关于某药品标签上印有"OTC"标识，23.90％的调查对象能答出正确答案，即非处方药，不用医生开处方，就可以购买；关于成年人的正常脉搏次数，65.00％的调查对象能答出正确答案，即 60～100 次/分；关于性生活中正确使用安全套，可以预防哪种疾病，76.10％的调查对象能答出正确答案，即艾滋病；关于被狗咬伤，皮肤有破损，但不严重，以下做法正确的是，92.00％的调查对象能答出正确答案，即清洗伤口，尽快打狂犬病疫苗；关于对出血的伤口进行包扎时，伤口上覆盖物方面，52.00％的调查对象能答出正确答案，即干净的纱布；关于超过保质期的食品，85.40％的调查对象能答出正确答案，即不能吃；关于长期服用会成瘾的药物方面，47.40％的调查对象能答出正确答案，即镇痛药；关于健康成年人一次献血 200mL 对健康无害的说法，66.10％的调查对象能答出正确答案，即对；关于心理问题不算病，无须去看医生，79.10％的调查对象能答出正确答案，即错；关于洗手有助于预防流行性感冒，86.10％的调查对象能答出正确答案，即对；关于按国家规定给孩子打预防针能否预防疾病，89.70％的调查对象能答出正确答案，即能；关于出现咳嗽、咳痰两周以上，或咯血、低热、乏力、盗汗等症状时，哪种做法是最好的，80.80％的调查对象能答出正确答案，即立即去医院看病；关于成年人腋下体温正常值范围，62.10％的调查对象能答出正确答案，即 36～37℃；关于不能传播艾滋病病毒途径，62.10％的调查对象能答出正确答案，即蚊虫叮咬。

3. 居民中医健康素养

关于中医主张"天人合一"和"天人相应"，64.40％的调查对象明确养生的基本指导思想是要顺应天地自然之道；关于端午节民间常有挂艾蒿、菖蒲，佩戴香囊等习俗，0.10％的调查对象能答出正确答案，即温经散寒和辟邪驱虫，98.10％的调查对象回答不全面；关于中医是如何诊断疾病，0.10％的调查对象能答出正确答案，即望闻问切，98.10％的调查对象回答不全面；关于生姜、葱、花椒、黄酒、醋等，既是我们日常饮食中的佐料，也可以作为中药应用，89.50％的调查对象能答出正确答案，即正确；关于足三里穴的位置，37.0％的调查对象能答出正确答案；关于中药的概念，51.20％的调查对象能答出正确答案，即在中医药理论指导下的药物；关于我国传统健身术，49.00％的调查对象能答出登山非我国传统健身术；关于哪种食物有健脾利湿的作用，41.00％的调查对象能答出正确答案，即绿豆；41.80％的调查对象能正确答出核桃不是用于益气补虚的补气药；关于养生提倡饮食有节是指饭菜要吃到几分饱为宜，73.1％的调查对象能答出正确答案，即七分饱；关于神经衰弱者和心脏病患者可选什么样的药枕，60.30％的调查对象能答出正确答案，即决明子枕；关于特殊中药的煎服包括下列哪些方法，0.10％的调查对象能答出正确答案，即先煎、后下、包煎、冲服，99.90％的调查对象回答不全面；关于煎中药时最好选用的器具，94.70％的调查对象回答不全面。

四、健康信念与行为分析

（一）中医信念状况

1. 是否相信中医

大部分调查对象都相信中医，很相信中医者占比 35.29％，比较相信中医者占比 56.75%，不太相信和不相信者分别占比 5.80%、1.96%。为便于分析，本研究在统计分析中将中医信任情况分为两个程度，很相信和比较相信者为相信中医（1364 人，92.04%），不太相信和不相信者为不相信中医（115 人，7.76%）。

2. 是否首选中医医疗服务

生病首选中医医疗服务的占比 30.09%；不会首选中医的占比 12.62%；依据具体情况而定的占比 57.22%；1 人未填此项。

3. 是否愿意体验中医服务

愿意体验一些中医药养生保健服务的占比 53.64%；不愿意体验此类服务的占比 13.02%；不一定的占比 33.02%；1 人未填此项。

4. 是否愿意应用中医药知识

在是否愿意将所知道的中医药健康知识用于生活方面，总是将所知道的中医药健康知识用于生活的占比 6.75%；经常这么做的占比 22.81%；偶尔这么做的占比 42.91%；另有 18.08% 的极少将所知道的中医药健康知识用于生活，8.23% 的调查对象从不在生活中运用所知道的中医药健康知识；18 人未填此项。

5. 所学到的中医药健康知识有帮助

在所学到的中医药健康知识对自身健康的帮助方面，认为对自身健康帮助非常大的占比 11.74%；帮助比较大的占比 24.83%；帮助一般的占比 47.10%；帮助不太大的占比 11.20%；完全没帮助的占比 3.98%；17 人未填此项。

6. 是否愿意向他人推介中医药健康知识

899 名调查对象愿意向他人介绍、推荐所学到的中医药健康知识，占比 60.66%；486 名调查对象说不清，占比 32.79%；88 名调查对象不愿意，占比 5.94%；9 人未填此项。

（二）中医药健康行为状况

1. 是否接受过中医药养生保健服务

经常接受中医药养生保健服务的占比 9.78%；偶尔接受过的占比

33.94%；极少接受过的占比 27.19%；没有接受过的占比 28.81%；4 人未填此项。

2. 是否通过某种途径获取中医药健康相关知识

经常通过某种途径获取中医药健康相关知识的占比 9.65%；偶尔通过某种途径获取的占比 59.24%；从来不主动获取的占比 30.65%；7 人未填此项。

3. 是否向他人介绍、推荐过中医药健康知识

向他人推荐、介绍中医药健康知识的占比 7.02%；经常向他人推荐、介绍所学到的中医药健康知识的占比 38.39%；偶尔向他人介绍、推荐过中医药健康知识的占比 17.41%；极少向他人介绍、推荐过中医药健康知识的占比 23.48%；从不向他人介绍、推荐中医药健康知识的占比 13.43%；4 人未填此项。

第二节　居民需求影响因素分析

一、调查对象吸烟行为分析

（一）调查对象吸烟行为

1. 调查对象吸烟行为情况

从来不吸烟的占比 71.26%；已戒烟的占比 7.42%；每天吸烟的占比 17.34%；非每天吸烟的占比 3.58%；6 人未填此项。

不同性别、不同就业状况、不同职业类型、不同社会医疗保险情况、有无西医健康素养、有无中医健康素养对吸烟行为情况有显著差异，不同年龄、不同学历层次、不同 BMI 值对吸烟行为情况有差异，不同婚姻状况、不同商业保险状况对吸烟行为情况无差异。

2. 存在吸烟行为的开始吸烟年龄

310 名调查对象存在吸烟行为，占比 21%，其中 17% 的调查对象每天

都吸烟，4％的调查对象不是每天都吸。在开始吸烟年龄方面，310 名有吸烟行为的调查对象中，70％都是在 18～28 周岁开始吸烟，10.65％的调查对象开始吸烟的年龄不满 18 周岁，12.5％的调查对象开始吸烟的年龄是 29～40 周岁，大于 40 周岁才开始吸烟的调查对象比较少，仅占 3.55％；3.23％的调查对象未填此项。

3. 有吸烟行为的每天吸烟量

39.6％的调查对象每天吸烟 16～20 支，21.61％的调查对象每天吸烟 6～10 支，17.1％的调查对象每天吸烟 5 支以内，6.13％的调查对象平均每天吸烟 11～15 支，7.1％的调查对象每天吸烟 26～30 支，有 3.87％的调查对象每天吸烟支数超过 30 支。

（二）吸烟状况的关联性分析

调查对象开始吸烟的平均年龄为 22.56 岁，平均每天吸烟 15.44 支，经相关性检验，开始吸烟年龄与平均每天吸烟支数呈负相关，即开始吸烟的年龄越大，每天吸烟支数越少，开始吸烟年龄越小，每天吸烟支数越多。吸烟状况与平均每天吸烟支数呈正相关，即每天吸烟比非每天吸烟的调查对象平均每天吸烟的支数多。

二、调查对象饮酒行为分析

（一）调查对象饮酒行为

989 名调查对象不饮酒，占比 66.73％；175 名调查对象每周饮酒不到 1 次，占比 11.81％；139 名调查对象每周饮酒 1～2 次，占比 9.38％；156 名调查对象每周至少饮酒 3 次，占比 10.53％；23 人未填此项。

（二）饮酒行为影响因素分析

对饮酒频率进行卡方检验，结果显示不同性别、不同年龄、不同文化程度、不同就业状况、不同职业类型、有无健康素养对饮酒频率有显著差异，不同 BMI 值对饮酒频率有差异，其余分类变量间饮酒频率无差异。

三、调查对象锻炼行为分析

（一）调查对象锻炼行为情况

403 名调查对象每周锻炼 6 次及以上的，占比 27.19％；338 名调查对象每周锻炼 3～5 次，占比 22.81％；340 名调查对象每周锻炼 1～2 次，占比 22.94％；118 名调查对象每周锻炼不到 1 次，占比 7.96％；269 名调查对象从来不锻炼，占比 18.15％；14 人未填此项。对每周锻炼频率进行卡方检验，不同年龄、不同文化程度、不同就业状况、不同职业类型、不同社会保险、是否患有慢性病、有无健康素养对锻炼频率有显著差异，不同 BMI 值对锻炼频率有差异，其余分类锻炼频率无差异。

（二）锻炼时间与锻炼频率关系分析

共 1199 名调查对象有锻炼行为，占比 80.90％，其中 54.63％的调查对象每次锻炼时间在 30 分钟之内，34.20％的调查对象锻炼时间为 31～60 分钟，每次锻炼时间超过 1 个小时的仅有 9.00％；2.17％的人未填此项。调查对象平均每次锻炼 43.22 分钟。经过相关性检验，每周锻炼频率和每次锻炼时间呈正相关，即每周锻炼次数越多，每次锻炼时间越长；每周锻炼次数越少，每次锻炼时间越短。

四、中医健康素养影响因素分析

（一）中医健康素养与相关人口学和社会学因素的单因素分析

1. 居住地

对街道居民和乡镇居民的健康素养水平进行方差分析，结果显示街道居民和乡镇居民健康素养水平差异有统计学意义（$P < 0.01$）。

2. 性别

对男性居民和女性居民的健康素养水进行方差分析，结果显示男性居民和女性居民健康素养水平差异有统计学意义（$P < 0.01$）。

3. 年龄

将年龄段分为 3 个等级（16～44 周岁、45～59 周岁、60 周岁及以上），对 3 个年龄段居民的健康素养水平进行方差分析，结果显示 3 个年龄段的健康素养水平差异无统计学意义（$P=0.133$）。

4. 文化程度

将文化程度分为 3 组（初中及以下、高中/中专/职高、大专/本科及以上），对 3 组文化水平居民的健康素养水平进行方差分析，结果显示 3 组健康素养水平差异有统计学意义（$P<0.001$）。用 SNK 方法进行两两比较，除高中/中专/职高与大专/本科及以上文化水平居民的中医健康素养差异无统计学意义（$P=0.065$），其他两两比较结果差异有统计学意义（$P<0.01$）。

5. 职业类型

将职业类型分为 4 组（机关、企事业单位相关人员及军人，灵活就业人员，农民，无业），对 4 组职业居民的健康素养水平进行方差分析，结果显示 4 组健康素养水平差异有统计学意义（$P<0.001$）。用 SNK 方法进行两两比较，除机关、企事业单位相关人员及军人，灵活就业人员，农民与无业人员的中医健康素养差异无统计学意义（$P=0.793$；$P=0.256$），其他两两比较结果差异有统计学意义（$P<0.01$）。

6. 是否患慢性病

对患病居民和未患病居民的健康素养水平进行方差分析，结果显示是否患慢性病的居民中医健康素养水平差异有统计学意义（$P<0.05$）。

7. 对中医的信任程度

将比较相信的居民和比较不相信的居民的健康素养水平进行方差分析，结果显示两者中医健康素养水平差异无统计学意义（$P=0.449$）。

8. 是否体验中医

将经常体验中医的居民和偶尔体验的居民的健康素养水平进行方差分析，结果显示两者中医健康素养水平差异有统计学意义（$P<0.01$）。

9. 西医素养

将有西医素养居民和无西医素养居民的健康素养水平进行方差分析，

结果显示两者中医健康素养水平差异有统计学意义（$P<0.01$）。

（二）中医健康素养与相关人口学和社会学因素的多因素分析

根据不同人口学和社会学特征下总体中医健康素养的特点，将在单因素分析中有统计学意义的变量放入模型作为自变量，将总体中医健康素养是否具备作为因变量，通过多元 Logistic 逐步回归分析法分析影响中医健康素养的因素。

Logistic 分析结果显示，性别、文化程度、西医素养对居民中医健康素养有显著影响。女性的中医健康素养要高于男性；就文化程度而言，高中及以上学历的中医健康素养要高于初中及以下学历的居民；西医健康素养与中医健康素养呈正相关态势。

（三）中医药健康信念与行为影响因素分析

将家庭因素、个人因素作为自变量，将愿意体验中医药养生保健服务、不一定、不愿意体验中医药养生保健服务作为因变量进行卡方检验，检验结果显示，调查对象的住房类型、居住环境、年龄、文化程度、就业状况、商业保险、是否相信中医、是否首选中医医疗服务、是否有健康素养对是否愿意体验一些中医药养生保健服务有显著差异（$P<0.01$），家庭氛围、性别、婚姻状况、是否患有慢性病对是否愿意体验一些中医药养生保健服务有差异（$P<0.05$），居住在乡镇或街道、住房建筑面积、BMI 值、社会保险情况、是否为政府医疗救助对象、吸烟状况、饮酒频率、有无中医健康素养对是否愿意体验一些养生保健服务无差异。

将有意义的变量作为因子，将愿意体验中医药养生保健服务、不一定、不愿意体验中医药养生保健服务作为因变量进行多元 logistic 回归，结果显示，以愿意体验一些中医药养生保健服务为参照，不愿意体验的调查对象中，男性比女性更愿意体验中医药养生保健服务；以≥60 周岁的调查对象为参照，16～44 周岁年龄段更愿意体验中医药养生保健服务；以本科/大专及以上学历为参照，初中及以下学历更不愿意体验中医药养生保健服务；以丧偶/离异/分居的调查对象作为参照，已婚的调查对象更不愿意体验中医药养生保健服务；与不相信中医为参照，相信中医的调查对象更愿意体验一些中医药养生保健服务；以有健康素养作为参照，无健康素养的更不愿意体验中医药养生保健服务；以愿意体验中医药养生保健服务的调查对象为参照，不一定愿意体验中医药养生保健服务的调查对象不愿意体验中医药养生保健服务，以无业的调查对象为参照，在职的调查对象更愿意体验中医药养生保健服务；以丧偶/离异/分居为参照，已婚的调查对象更不愿意体验中医药养生保健服务；以不相信中医为参照，相信中医的调查对象更愿意体验中医药养生保健服务；以有健康素养的为参照，无健康素养的更愿意体验中医药养生保健服务。

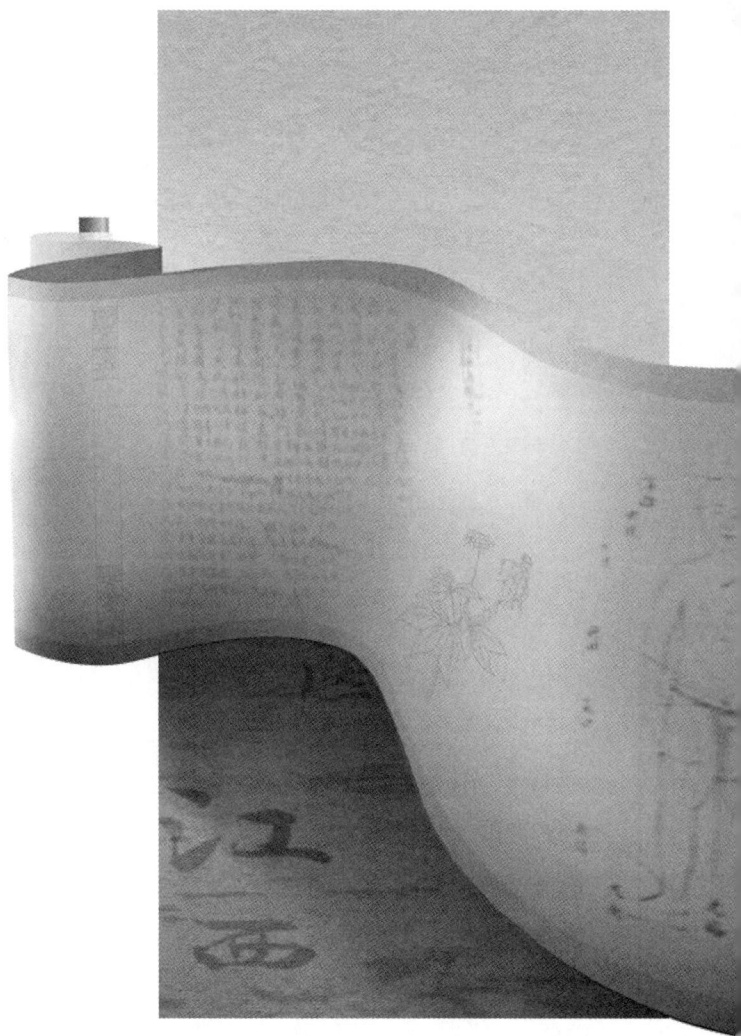

第五章
中医药健康服务宏观环境分析

在社会经济、医疗技术进一步发展及生活水平得到改善的同时，我国老龄人口的增多、慢病率的上升、医疗费用剧增及健康保障模式的改变等问题也随之出现，人们开始关注健康的体魄、健康的生活方式及健康的理念。人民健康是民族昌盛和国家富强的重要标志，中医药健康服务产业面临着广阔的发展市场。中医药是我国独具特色的健康服务资源，通过传承创新提升中医药健康服务质量和水平，充分发挥中医药在疾病预防、治疗、康复中的独特优势，是新时代增强我国卫生健康服务能力的重要路径。同时，中医药是中华民族的伟大创造，是中国古代科学的瑰宝，是中华文明的一个重要组成部分，为中华民族繁衍生息做出了巨大贡献。中共中央、国务院高度重视中医药发展，习近平总书记多次对中医药工作作出重要指示批示，强调要遵循中医药发展规律，传承精华，守正创新，加快推进中医药现代化、产业化，推动中医药事业和产业高质量发展。习近平总书记的一系列重要论述，深化了对中医药的规律性认识，明确了中医药发展的目标任务，为我们做好新时代中医药工作提供了根本遵循。

第一节　江西省中医药发展状况

一、中药种植业发展迅速

我国中药材种植面积从 2010 年的 2150 万亩上升至 2017 年的 5045 万亩，增长 2.37 倍，产量从 2010 年的 323.3 万吨增长至 2017 年的 424.3 万吨，增长 1.31 倍（表 15）。江西省地处我国东南部，位于长江流域中下游南岸，属亚热带季风气候，温暖湿润，光、热、水资源丰富，适宜生长各种药用植物。根据前后 4 次全国中药资源普查结果统计，江西省分布药用中药材资源 3000 余种，其中野生植物药资源 2840 余种。

江西省盛产栀子、泽泻、石韦、香芋、南山楂、枳壳、枳实、钩藤、蔓荆子、土茯苓、薄荷、荆芥等。用量大或较名贵的有贯众、野菊、半夏、天南星、桔梗、前胡、白果、黄连、龙胆、千里光、金银花、土茯苓、苦参、千层塔、厚朴、海金沙、荷枫梨、五加皮、花榈木、远志、金锦香、山蚂蝗、鹿蹄草、土党参、孩儿参、菟丝子、玉竹、百合、枸杞子、沙参、盘龙参、商陆、草珊瑚、五倍子等。蛇药有滴水珠、七叶一枝花、云头、竹叶椒、野花椒、斑叶兰、八角莲、九头狮子草、半边莲、望江南、纤花耳草、山扁豆、杠板归、蜂山菜等。

江西省道地药材品种 22 个，其中泰和乌鸡、江香薷、江枳壳等，均是国内外闻名的道地药材。大宗药材有枳壳（实）、栀子、车前子、防己、泽泻、香薷、蔓荆子、荆芥、薄荷、前胡、夏天无、乌鸡、珍珠母、龟甲、鳖甲及金钱白花蛇等。江西省中医药管理局提供的数据显示，江西省 2015 年中药材种植面积为 72 万亩，2018 年增至 168.9 万亩。

表 15 2010～2017 年我国中药材种植面积及产量情况

年份	2010	2011	2012	2013	2014	2015	2016	2017
面积（万亩）	2150	2840	3380	3785	4090	4335	4768	5045
产量（万吨）	323.3	305.5	515.6	332	352	363.8	400.2	424.3

注：数据来自华经产业研究院。

二、中药工业进入成长期

1. 中医药行业整体保持较快发展

2019 年，江西省医药产业实现主营业务收入为 1267.55 亿元，同比增长 9.6%，利润 125.96 亿元，同比增长 8.83%。江西省中药子行业实现主营业务收入 506.83 亿元，同比增长 17.77%，利润 48.85 亿元，同比增长

40.26%。其中，中成药主营业务收入为398.86亿元，同比增长18.82%，利润41.72亿元，同比增长46.76%；饮片主营业务收入为107.96亿元，同比增长14.03%，利润7.13亿元，同比增长11.38%。

2. 产业集聚初步成型

江西省中医药产业初步形成了以中国（南昌）中医药科创城、南昌小蓝经济技术开发区、南昌高新技术产业开发区、宜春袁州医药工业园区、樟树工业园区、进贤县医疗器械产业园为核心的中医药产业聚集区。通过龙头培育、科技引领，初步形成了济民可信、仁和、青峰、江中等一批具有一定规模和品牌效应的中医药企业，以及金水宝、优卡丹等一批品牌。

3. 中医药领域创新平台和载体建设取得新突破

中医药领域国家级研发平台包括企业国家重点实验室2家：创新药物与高效节能降耗制药设备国家重点实验室（华润江中制药集团有限责任公司、江西本草天工科技有限责任公司）和创新天然药物与中药注射剂国家重点实验室（江西青峰医药集团有限公司）；国家科技产业示范基地2家：国家中药材规范化种植（江西）基地，国家中药现代化科技产业（江西）基地；国家级企业技术中心2家：江西青峰医药集团有限公司，华润江中制药集团有限责任公司；国家工程研究中心1家：中药固体制剂制造技术国家工程研究中心（江西本草天工科技有限责任公司）；国家技术创新中心1家；生物医药医疗国际科技合作基地1家；国家级国际医药创新园1个；生物医药医疗国际科技合作基地1家；国家级国际联合研究中心1个。

4. 人才队伍建设取得新进展

目前，江西省中医药领域已拥有国家级创新团队、省级创新团队；有国家杰出青年科学基金获得者、国家中青年科技创新领军人才、国家科技创新创业人才、国家万人计划入选者。

三、中医药健康服务业蓬勃发展

1. 中医诊疗服务能力发展现状

2018年，全国中医类诊疗人次为107147.1万人次，占全国总诊疗人次的 16.1%，同比增长 5.17%；江西省中医类诊疗人次为 2095.9 万人次，与 2017 年的 2034.4 万人次相比，增长 3.02%。2018 年，全国非中医类医疗机构中，中医类临床科室诊疗人次为 26300.3 万人次，占全国总诊疗人次的 8.7%，与 2017 年相比，上涨 3.05%；江西省非中医类医疗机构中，中医类临床科室诊疗总量为 344.2 万人次，与 2017 年相比，增长 6.7%。2018 年，全国中医类医疗机构总出院人次为 35846857 人次，占总出院人次的 14.1%；江西省中医类医疗机构总出院人次为 1117739 人次，与 2017 年的 1036845 人次相比，增长 7.8%。2018 年，全国非中医类医疗机构中，中医类临床科室出院人次为 5429327 人次，占总出院人数的 15.1%；江西省非中医类医疗机构中，中医类临床科室出院总人数为 124490 人，与 2017 年相比，增幅 16.1%。

2. 中医药服务能力进一步提升

江西省 97% 的社区卫生医疗服务机构、93% 的乡镇卫生院、67% 的村卫生室具备中医药诊疗服务能力。江西省拥有国家中医药管理局重点学科、重点专科，国家级中药科研平台、国家企业重点实验室、国家临床研究中心，以及区域中医（专科）诊疗中心、省级中医临床医学研究中心等，为江西省学科建设的长足发展发挥重要作用。

3. 中医药健康服务新业态逐步兴起

随着经济社会的发展，生活水平的提高，消费观念的转变，以及我国老龄化程度越来越高，在传统中药农业、中药工业、中医医疗服务业的基础上，江西省大力提倡中医药健康服务业这一基础好、消耗少、低风险、高收益的新兴产业，特别是中医药健康旅游、健康养老等新兴服务业的发展，初步形成了"中药农业－中药工业－中医药服务业"的产业链条，并逐步推进中医药与其他产业的有机融合，为中医药发展插上了新的翅膀。上饶市获批国家中医药健康旅游示范区，新余悦新养老产业示范基地、德兴国际中医药健康旅游产业基地、黎川国医研中医药健康旅游示范基地、婺源文化与生态旅游区获批国家中医药旅游示范基地创建单位；樟树市阁山镇、上高县南港镇、鹰潭市月湖区梅园街道列为工信部、民政部、卫生健康委员会全国智慧健康养老应用试点示范乡镇。

第二节　江西省经济社会发展状况

WHO将"社会经济发展推动了卫生事业,卫生也同样推动着社会和经济的发展"作为在实践中认识的一个基本真理。卫生事业是以社会发展,尤其是以国民经济的发展为基础,卫生事业发展的速度与规模直接受经济社会发展的制约。因此,卫生事业发展必须与国民经济和社会发展相协调、人民健康保障的福利水平必须与经济发展水平相适应,才能给卫生事业的发展提供强有力的基础。中医药既是中华文明的瑰宝,也是卫生事业的重要组成部分。因此,研究分析地区经济、人口、健康状况,有助于把握本地区发展中医药事业的现实基础,发掘中医药这一"伟大的宝库",充分发挥中医药的多元价值,推动我国经济社会实现更高质量的发展。

一、经济状况

经济发展是维护与促进人群健康的根本保证,良好的健康状况也可以提高个人的劳动生产率和各国的经济增长率。衡量社会经济发展的指标主要包括国内生产总值(GDP)、居民人均可支配收入等。

江西省的经济呈现加速发展态势,整体在全国处于中间水平。2017年,全省GDP顺利突破20000亿元大关,达到20818.50亿元,按可比价格计算,2018年全省GDP为21984.78亿元,同比增长9.89%,在全国省份中位居第16位,稳定在中高速增长区间。就人均GDP而言,2018年全国已达到64644元,江西省为59201元,相较2017年增加9.23%,整体增速超过全国人均GDP增速(9.19%)。

从三大产业看,2018年,第一产业增加值为1877.33亿元,增长2.29%;第二产业增加值为10250.21亿元,增长6.46%;第三产业增加值为9857.24亿元,增长15.38%。三大产业的结构比例由2017年的9.2∶48.1∶42.7调整为8.5∶46.6∶44.9,其中,第一产业、第二产业分别下降0.7个百分点和1.5个百分点,第三产业上升2.2个百分点。三大产业对

GDP 增长的贡献率分别为 2.1％、31.5％、66.4％。

在此次调查试点研究选取的江西省各市 15 个调查区（县）中，2017 年，南昌市西湖区、丰城市及南昌市东湖区的 GDP 水平相对较高，分别达到 515.81 万元、483.70 万元和 474.99 万元。GDP 水平相对较低且均不足 100 万元的调查区（县）有 3 个，分别是萍乡市湘东区（94.66 万元）、赣州市会昌县（90.04 万元）及吉安市青原区（10.30 万元），与其他调查区（县）的 GDP 水平差距较大。GDP 在 100 万～200 万元的调查区（县）有 4 个，分别是九江市永修县（159.27 万元）、德兴市（144.10 万元）、鹰潭市月湖区（118.50 万元）及抚州市南城县（115.90 万元）；GDP 在 200 万～300 万元的调查区（县）有 2 个，分别是新余市渝水区（275.00 万元）和景德镇市昌江区（245.00 万元）；GDP 在 200 万～300 万元的调查区（县）有 3 个，分别是樟树市（375.57 万元）、南昌市进贤县（340.94 万元）及赣州市章贡区（328.37 万元）。

2017 年，江西省财政总收入完成 3447.70 亿元，比 2016 年增长 9.7％。其中，县级财政总收入完成 2848.50 亿元，比 2016 年增长 12.4％；一般公共预算收入完成 2247.10 亿元，比 2016 年增长 4.4％。一般公共预算支出突破 5000 亿元大关，完成 5111.50 亿元，同比增长 10.7％。其中，用于教育、社会保险等民生领域支出达 4057.90 亿元，占财政支出的比重达到 79.2％，比 2016 年提高 1.5 个百分点。全省财政在总量扩大的同时，收入质量稳步提升，税源结构不断优化。

在此次调查试点研究选取的江西省各市 15 个调查区（县）中，2017 年，鹰潭市月湖区和南昌市西湖区的财政水平相对较高，分别达到 117.80 万元和 105.56 万元。财政收入水平相对较低且均不足 20 万元的调查区（县）有 5 个，分别是萍乡市湘东区（18.78 万元）、抚州市南城县（14.78 万元）、赣州市会昌县（12.7 万元）、景德镇市昌江区（12.00 万元）及吉安市青原区（9.64 万元）。财政收入在 20 万～40 万元的调查区（县）有 5 个，分别是新余市渝水区（36.50 万元）、德兴市（36.02 万元）、赣州市章贡区（35.18 万元）、南昌市进贤县（25.90 万元）和九江市永修县（24.01

万元）；财政收入在 50 万～70 万元的调查区（县）有 3 个，分别是丰城市
（70.00 万元）、南昌市东湖区（64.63 万元）和樟树市（55.34 万元）。

2017 年，全国城镇居民人均可支配收入达到 36396.19 元，比 2016 年
增长 8.3%；农村居民可支配收入为 13432.43 元，同比增长 8.6%。同时，
江西省城镇居民人均可支配收入突破 3 万元大关，达到 311198.00 元，同比
增长 8.8%；农村居民人均可支配收入达到 13242.00 元，比 2016 年增长
9.1%。江西省城镇与农村的居民人均可支配收入年增长速度均高于全国水
平，与全国水平的差距在持续缩小。

在此次调查试点研究选取的江西省各市 15 个调查区（县）中，新余市
渝水区、樟树市及吉安市青原区 3 个调查区，2017 年居民人均可支配收入
分别为 26422.50 元、23911.00 元和 23000.00 元，其余 12 个调查区（县）
的 2017 年居民人均可支配收入均超过江西省的平均水平（表 16）。

表 16　全国、江西省及 15 个调查区（县）2017 年 GDP、财政总收入与人均可支配收入概况

地区	GDP（亿元）	财政总收入（亿元）	（城镇/农村）居民人均可支配收入（元）	人均 GDP（元）	人均财政收入（元）
全国	827122.00	172567.00	33834/13432	59660.00	12414.18
江西省	20818.50	3447.70	311198/13242	45041.22	7459.16
东湖区	474.99	64.63	39438.00	90045.50	12252.13
西湖区	515.81	105.56	38692.00	99634.92	20390.19
进贤县	340.94	25.90	24323.50	40157.83	3050.65
昌江区	245.00	12.00	35347.00	144032.92	7054.67
湘东区	94.66	18.78	46337.00	21973.07	4359.33
永修县	159.27	24.01	21034.00	40047.77	6037.21
渝水区	275.00	36.50	26422.50	39855.07	5289.86
月湖区	118.50	117.80	32255.00	67062.82	66666.67
章贡区	328.37	35.18	31881.00	61035.32	6539.03
会昌县	90.04	12.70	23117.00	17262.27	2434.82
青原区	102.88	9.29	23000.00	45683.84	4125.22

续表

地区	GDP （亿元）	财政总收入 （亿元）	（城镇/农村）居民人均 可支配收入（元）	人均GDP （元）	人均财政收入 （元）
丰城市	483.70	70.00	31805.00	32203.73	4660.45
樟树市	375.57	55.34	23911.00	61589.05	9075.11
南城县	115.90	14.78	22735.00	33114.29	4222.86
德兴市	144.10	36.02	31458.00	42772.34	10691.60

经济和社会发展的同步协调是我国"全面建成小康社会"宏伟目标的关键点，也是江西省围绕建设"国内领先、世界知名"的中医药强省目标、推动中医药事业与产业融合快速发展的基础，更是江西省为发展中医药健康服务新业态、提升中药产业发展水平、推进中医药继承创新和强化中药文化传承与交流等主要任务的重要枢纽。从总体上看，江西省经济呈上行趋势，为中医药健康服务市场的发展提供了良好的经济基础。

二、人口状况

随着生育政策调整完善，户籍制度改革加快落实，新型城镇化大力推进，江西省人口结构和质量明显改善。根据2014～2018年江西省国民经济和社会发展统计公报（以下简称公报）数据显示（表17），江西省人口总量保持稳定增长，人口城镇化率持续提高，人口性别结构日臻优化，人口老龄化程度逐步加深，中医药事业发展面临前所未有的机遇与挑战。

1. 人口总量保持稳定增长，人口规模持续扩大

根据2018年公报显示，2018年江西省常住人口总数（以下简称总人口）为4647.66万人，比2014年增加105.5万人，年均增加26.38万人，年均增长率为0.58％。2014～2018年，受单独二孩、全面二孩生育政策调整影响，出生人口有所上升，人口总量增速逐年加快。2014～2018年，江西省总人口增量分别为20.01万人、23.47万人、26.63万人、29.80万人、25.60万人，增速分别为0.44％、0.52％、0.58％、0.65％、0.55％，江西省常住人口总量呈现逐年增加的趋势。

2. 人口城镇化率继续提高

随着经济持续快速增长和户籍制度改革加快推进，乡村人口加快向城镇地区转移聚集，城镇人口持续增加，城镇化水平由低到高，城镇化发展取得了巨大成就。公报显示，2018 年末江西省城镇人口为 2603.57 万人，占总人口的比重（常住人口城镇化率）为 56.01％，比 2014 年末提高 5.79 个百分点。2014 年，江西省城镇化率达到 50.2％，城镇人口首次超过乡村人口。城镇人口超过乡村人口不仅仅是简单的城镇人口百分比的增加，更意味着人们的生活方式、生产方式、职业结构、消费行为及价值观念都会随之发生深刻的变化，逐步进入以城市社会为主的新阶段，给江西省经济社会发展带来新的机遇、新的挑战。

表 17　2014～2018 年江西省人口概况

年份	常住人口数（万人）	城镇人口数（万人）	城镇化率（％）	自然增长率（‰）	性别比	60 周岁以上老年人口数（万人）	老龄化系数
2014	4542.16	2281.07	50.22	6.98	105.76	610.90	13.45
2015	4565.63	2356.78	51.62	6.96	105.48	633.70	13.88
2016	4592.26	2438.49	53.10	7.29	105.36	654.86	14.26
2017	4622.06	2523.64	54.60	7.71	105.29	673.43	14.57
2018	4647.66	2603.57	56.01	7.37	105.28	700.85	15.08

注：数据来自历年江西省国民经济和社会发展统计公报。

3. 人口再生产类型实现向现代型转变

人口再生产有 3 种类型，第一种是"高高低"，即以"高出生率、高死亡率、低自然增长率"为特征的原始型；第二种是"高低高"，即以"高出生率、低死亡率、高自然增长率"为特征的传统型；第三种是"低低低"，即以"低出生率、低死亡率、低自然增长率"的现代型。2014～2018 年，江西省人口出生率基本稳定在 13.2‰～13.8‰，死亡率稳定在 6‰～6.3‰，自然增长率稳定在 6.96‰～7.71‰，人口再生产类型基本实现向现代型的转变，为江西省经济社会持续健康发展提供了丰富的劳动力资源。

4. 性别结构不断优化

江西省加强人口综合治理，严厉打击非法鉴定胎儿性别和选择性别终止妊娠的违法行为，同时生育观念也出现了极大转变，江西省人口性别结构趋于合理，总人口性别比趋于正常水平。总人口性别比从 2014 年的 105.76 下降至 2018 年的 105.28，从联合国认定正常出生性别比的值域102～107 范围看，江西省总人口性别比已经趋于正常水平。由此可见，随着生育政策的调整完善，江西省出生人口、人口出生率下降趋势得到初步扭转，一般生育率、二孩生育率持续上升，江西省人口生育模式处于重要的转折期，由此带来的生育观念、生育需求也将发生重大变化，需要引起高度重视。

5. 人口老化趋势明显

根据表 17 所示，2014～2018 年，老龄化系数由 13.45％上升到 15.08％，上升 1.63 个百分点，60 周岁以上老年人口数由 610.9 万人增加到 700.85 万人，增加了 89.95 万人，年均增加 22.49 万人，处于较快发展水平。江西省老年人口数逐年上升，老龄化问题日益突出，对政府管理、社会保障、社会稳定提出了新的挑战，如何让老年人老有所养、老有所依、老有所乐，需要科学应对，统筹安排。

根据表 18 所示，江西省 15 个调查区（县）的总人口数差异较大，呈现"四高三低"格局。2017 年末，4 个人口规模较大县（区）总人口数均大于 60 万人，依次为丰城市（150.20 万人）、进贤县（84.90 万人）、渝水区（69.00 万人）、樟树市（60.98 万人）；3 个人口规模较小的县（区）总人口数均小于 30 万人，依次为青原区（22.52 万人）、月湖区（17.67 万人）、昌江区（17.01 万人）。丰城市总人口数是昌江区总人口数的 8.8 倍。60 岁以上老年人口数受地区总人口数影响较大，故排名基本和地区总人口数排名一致，分布情况和地区总人数分布情况基本无差异。从老龄化系数看，调查的 15 个区（县）老龄化系数均值为 15.20％，有 14 个调查地区的老龄化系数超过 12％，高于联合国定义人口老龄化 10％的标准。月湖区、南城县、章贡区和渝水区老龄化系数均已达 17％及以上，意味着这些地区每六个人中就有一位老人。仅有东湖区老龄化系数远低于其他县（区），仅为9.37％，南昌市中心另一调研地区西湖区也只有13.44％（升序排名第三），反映了南昌市作为江西省政治经济文化中心对劳动年龄人口有较强吸引力，人口结构及发展质量好，仍然处于人口红利期。

表18　2017年江西省及15个调查区（县）人口概况

地区	户籍人口数（万人）	60岁以上老年人口数（人）	老龄化系数（％）
江西省	4622.10	6734000	14.60
东湖区	52.75	49409	9.37
西湖区	51.77	69604	13.44
进贤县	84.90	140898	16.59
昌江区	17.01	24000	14.11
湘东区	43.08	65481	15.20
永修县	39.77	64474	16.21
渝水区	69.00	117300	17.00
月湖区	17.67	31265	17.69
章贡区	53.80	93484	17.37
会昌县	52.16	73024	14.00
青原区	22.52	28319	12.58
丰城市	150.20	229900	15.31
樟树市	60.98	99800	16.37
南城县	35.00	61200	17.49
德兴市	33.69	51389	15.25

三、居民健康状况

中医药健康服务是以解决人群健康问题为主要目标，特别是在慢性病防控方面具有一定的优势。因此，人群健康状况，特别是慢性病患病状况对中医药健康服务的需求具有毋庸置疑的影响。随着疾病谱、疾病死亡谱的改变，高血压、糖尿病、精神病等慢性病成为危及人群健康的主要因素。2017年的数据显示（表19），在调查的15个地区中，南城县、月湖区两地的高血压患病率分别达到 169.64‰、157.33‰，均高于全国平均水平；月湖区、南城县两地的糖尿病患病率分别达到 73.01‰、65.30‰，分别是全国平均水平的 2.08 倍、1.86 倍；而精神病患病率高于全国平均水平的有 14个地区，分别是月湖区、南城县、东湖区、进贤县、樟树市、西湖区、湘东区、昌江区、会昌县、丰城市、德兴市、章贡区、渝水区、永修县，其中月湖区和南城县两地的精神病患病率更是达到 10.19‰、8.92‰，分别为全国平均水平的近 3.4 倍、2.97 倍，反映了江西省的慢性病，特别是精神病的患病率较高，防控压力大。

表 19 2017 年 15 个调查地区高血压、糖尿病、精神病统计表

地区名称	高血压		糖尿病		精神病	
	人数（人）	患病率（‰）	人数（人）	患病率（‰）	人数（人）	患病率（‰）
东湖区	17988	34.10	6362	12.06	2431	4.61
西湖区	39158	75.64	14264	27.55	2208	4.27
进贤县	42204	49.71	18214	21.45	3826	4.51
昌江区	6096	35.84	1833	10.78	690	4.06
湘东区	13020	30.22	4525	10.50	1780	4.13
永修县	12960	32.59	3480	8.75	1200	3.02
渝水区	48781	70.70	12239	17.74	2190	3.17
月湖区	27800	157.33	12900	73.01	1800	10.19
章贡区	38032	70.69	9154	17.01	1887	3.51
会昌县	26600	51.00	7200	13.80	1982	3.80
青原区	3176	14.10	667	2.96	580	2.58
丰城市	80697	53.73	20382	13.57	5412	3.60
樟树市	36000	59.04	8000	13.12	2715	4.45
南城县	59375	169.64	22856	65.30	3122	8.92
德兴市	17600	52.24	4700	13.95	1198	3.56

美国等发达国家健康产业占 GDP 的比重达 17% 以上，人们用在健康方面的花费约占总收入的 48%，其实践也已经证明，随着人们生活水平质量

的提高,健康需求会日趋旺盛,医疗、保健、养生等涉及健康的产品和服务更加受到消费者重视。

第三节　国内外发展环境分析

随着大众对健康关注度的提高,我国已进入老龄社会。人口老龄化引发了一系列问题,如何养老成为社会重点问题。实现"老有所养、老有所医、老有所乐、老有所安"成为当今社会相关学者研究的重点问题。中医药作为我国的绿色资源,在此领域中起到至关重要的作用。融入中医药服务的健康养老是我国独有的医疗与养老相结合的优势和特色,为人民群众获得健康和愈疾防病保驾护航。当前,我国人口老龄化现象加速,健康服务需求日益旺盛。从人民群众多层次多样化的健康服务需求出发,中医药产业发展理念逐步由"以治疗疾病为中心"向"以健康促进为中心"转变,产业发展主体由中药为主体变化为中医药共同参与,产业发展类型由工业主导向服务主导的产业转型升级,产业发展模式由医院单向服务模式向共建共享服务模式转变。目前,以中药材种植为基础,以中药饮片加工和中成药生产为主体,以中药批发、零售和仓储为纽带,以中医药健康服务为核心的现代中医药产业体系基本建立,在国民经济和社会发展中的地位越来越重要。同时,中医药已成为中国与其他国家和组织卫生领域经贸合作的重要内容。

一、政府高度重视中医药发展

政府高度重视中医药健康服务的发展,积极推动《中华人民共和国中医药法》的颁布实施和《中医药发展战略规划纲要(2016—2030 年)》《"健康中国 2030"规划纲要》等政策的出台,为中医药健康服务的发展提供了法律保障和政策支持。2019 年 10 月,习近平总书记在中国中医药大会上强调要遵循中医药发展规律,传承精华,守正创新,加快推进中医药现代化、产业化，坚持中西医并重，推动中医药和西医药相互补充、协调发展，推动中医药事业和产业高质量发展，推动中医药走向世界，充分发挥中医药防病治病的独特优势和作用，为建设健康中国、实现中华民族伟大复兴的中国梦贡献力量。中医药在防治常见病、多发病、慢性病、疑难杂症等方面具有特色优势，针灸、推拿、拔罐等中医特色诊疗技术以独特的疗效得到越来越多的世界民众的认同。

近年来，江西省破除以药补医、重建运行机制及深化公立中医院综合改革方面，取得了积极进展和明显成效。为加快推进中医药改革创新，打造中医药振兴发展的"江西样板"，根据相关文件精神，结合实际，江西省制定了"国家中医药综合改革试验区建设行动计划"，加快发展中医药＋服务业，探索建立中医绿色服务新模式。中国中医科学院江西分院落户南昌，中国中医科学院在江西中医药大学设置江西省首个院士工作站，在上饶德兴市建立实训基地，在抚州市黎川县开设远程诊疗示范点，支持建设道地中药材检验检测中心。在国家中医药管理局和中国中医科学院支持下，江西省推进中医药强省战略扎实有效，中医药产业已连续多年位居全国"第一方阵"。

二、境外中医药服务贸易发展迅速

境外中医药服务贸易是指国内服务提供者在中国境内为国外居民提供中医药服务。①为外籍人士提供中医药医疗服务。随着中医药国际化进程的深入，中医药逐渐被世界诸多国家认可，在国内接受中医药医疗服务的外籍人士不断增加。2017年，我国境内292个中医药服务机构共接诊外籍患者25万人次，接收住院患者3.1万人次。2019年前5个月，纳入统计的161家境内中医药服务机构，共接诊外籍患者13万人次。②中医药健康旅游服务。我国旅游资源丰富，吸引众多国际游客，加上中医在治疗慢性病、疑难杂症及治未病等方面具有独特的效果，所以，中医药国际健康旅游颇受欢迎。早在2002年，三亚国际友好中医疗养院率先开展"中医疗养游"，此后黑龙江、吉林、辽宁、内蒙古、新疆、广东、四川、江苏、云南、北京等省市相继推出中医药国际健康旅游项目。③为留学生提供中医药跨境教育服务。加入世界贸易组织以来，我国高等中医药院校招收留学生人数逐年增加。此外，我国还开设了中医研习班、进修班、培训班等教育服务模式。

三、中医药健康服务新模式不断涌现

江西省拥有联合国向全世界推广的一项原创中医技术——热敏灸，并已达到国内国际领先水平。此外，热敏灸技术教材也相继被翻译成英文、日文和西班牙文在全世界范围内出版发行，正式出版发行的《热敏灸技术标准》，成为世界中医药学会联合会国际组织标准。2019年成立的中国—乌兹别克斯坦传统医学中心（简称中乌传统医学中心）致力于打造中亚地区最大的中医药文化交流传播平台，中医思想、中国智慧宣传展示的重要窗口，全球"中医中心"建设的标杆项目，"中医药走出去"的样板工程。欧洲（葡萄牙）中医药文化体验中心于2019年9月正式揭牌，是欧洲首个集中医药文化展示、教育培训、中医药体验、医疗服务、科研合作于一体的综合性海外中医药文化体验中心。另外还有瑞典北欧中医药中心、突尼斯中医中心、韩国世明大学孔子学院、与英国三一圣大卫大学共建中医健身气功研究中心等，成为有特色、有影响的中医药国际交流合作平台。2015年6月24日，经外交部批准和由太湖世界文化论坛主办的中国首个岐黄国医外国政要体验中心在江西省南昌市正式启动，相继接待多批外国政要和友人，意义重大，影响深远。

第六章
江西省中医药健康服务发展政策分析

中医药是中华民族的瑰宝，中医药健康服务是其重要组成。根据国务院发布的《国务院办公厅关于印发中医药健康服务发展规划（2015—2020 年）的通知》（以下简称《通知》），中医药健康服务是运用中医药理念、方法、技术维护和增进人民群众身心健康的活动，主要包括中医药养生、保健、医疗、康复服务，涉及健康养老、中医药文化、健康旅游等相关服务，《通知》中也提及了相关产业、相关支撑产业等。江西省作为在全国具有一定特色的中医药大省，在 2015 年《江西省人民政府 国家中医药管理局共同推进中医药发展合作框架协议》中明确提出中医药强省的战略目标，并进一步强调中医药健康服务的重要性。本章通过收集国家和江西省涉及中医药健康服务的有关政策，分析不同层面政策的相关性和政策内容，系统梳理政策文本，总结省级层面推动中医药健康服务存在的问题，并提出对策建议。

第一节　江西省中医药健康服务发展政策分析方法

为了更好地反映江西省中医药健康服务发展政策的状况，本研究采用政策文本分析、政策内容分析等方法进行定性、定量相结合的分析。

一、政策文本来源与筛选方法

（一）资料来源与搜集

通过在中央部委门户网站（国务院、卫生健康委员会、国家中医药管理局）及江西省对应部门网站进行搜索，检索 2009 年至 2018 年的中医药及健康服务业相关政策，入选标准：①与中医药健康服务业直接相关政策。②涉及"中医药""健康政策""健康服务""卫生服务""医疗服务"等关键词的文件。③学术文献或公开新闻报道中涉及中医药健康服务业的文件。根据以上标准搜集文件，下载官方公布的政策文本。

（二）政策筛选

为增强研究结果的可信度，对搜集的政策文本进行筛选，主要从以下几点进行考虑：权威性，政策类型为规划、意见、纲要、通知等文件，且为国家及省级层面发文单位；连贯性，着眼于国家与省级层面政策的连贯性；相关性，着眼于中医药视角，涉及健康服务行业发展具体内容。文本内容应阐述针对中医药健康服务主体的供给型、需求型、环境型作用（表20、表21）。

表 20　2009～2018 年涉及的国家中医药健康服务政策列表

序号	颁布年份	文件名	颁布机构
1	2009	《国务院关于扶持和促进中医药事业发展的若干意见》	国务院办公厅
2	2013	《深化改革加快发展养老服务业的任务措施》	国务院
3	2013	《国务院关于促进健康服务业发展的若干意见》	国务院办公厅
4	2013	《中医药健康管理服务规范》	国家卫生和计划生育委员会（现国家卫生健康委员会）、国家中医药管理局
5	2015	《中医药健康服务发展规划（2015－2020 年)》	国务院办公厅
6	2015	《关于推进医疗卫生与养老服务相结合的指导意见》	国务院办公厅

序号	颁布年份	文件名	颁布机构
7	2015	《关于促进中医药健康旅游发展的指导意见》	国家旅游局（现国家文化和旅游部）、国家中医药管理局
8	2015	《完善中医药政策体系建设规划（2015—2020年）》	国家中医药管理局
9	2016	《中医药发展"十三五规划"》	国家中医药管理局
10	2016	《中医药发展战略规划纲要（2016—2030年）》	国务院
11	2016	《关于促进医药产业健康发展的指导意见》	国务院办公厅
12	2016	《关于促进和规范健康医疗大数据应用发展的指导意见》	国务院办公厅
13	2016	《医疗机构设置规划指导原则（2016—2020年）》	国家卫生和计划生育委员会（现国家卫生健康委员会）
14	2016	《基层中医药服务能力提升工程"十三五"行动计划》	国家中医药管理局
15	2016	《关于开展国家中医药健康旅游示范区（基地、项目）创建工作的通知》	国家旅游局（现国家文化和旅游部）、国家中医药管理局
16	2016	《"健康中国2030"规划纲要》	中共中央、国务院
17	2016	《国务院关于印发"十三五"卫生与健康规划的通知》	国务院
18	2016	《中华人民共和国中医药法》	全国人民代表大会常务委员会
19	2016	《"十三五"深化医药卫生体制改革规划》	国务院
20	2017	《"十三五"中医药科技创新专项规划》	科技部

表 21　2009～2018 年涉及江西省中医药健康服务政策列表

序号	颁布时间	文件名	颁布机构
1	2016	《江西省国民经济和社会发展第十三个五年规划纲要》	江西省人民政府
2	2016	《江西省中医药健康服务发展规划（2016—2020年）》	江西省人民政府
3	2016	《江西省人民政府关于加快中医药发展的若干意见》	江西省人民政府
4	2017	《江西省"十三五"大健康产业发展规划》	江西省人民政府
5	2017	《中国（南昌）中医药科创城建设方案》	江西省人民政府
6	2017	《中国（南昌）中医药科创城建设重点工作分工方案》	江西省人民政府
7	2017	《江西省"十三五"中医药发展规划》	江西省人民政府
8	2017	《"健康江西 2030"规划纲要》	江西省人民政府
9	2017	《江西樟树"中国药都"振兴工程实施方案》	江西省人民政府
10	2018	《国家中医药综合改革试验区（江西）建设行动计划（2018—2020 年）》	江西省人民政府

二、研究方法

政策分析方法主要包括两类，政策文献定性分析方法和政策文献量化分析方法。定性分析主要是通过归纳演绎、比较、访谈等方法，对政策内容及相关信息的定性分析。该类方法虽然具有一定主观性，但却更易于分析事物的因果关系、发生机制及一些矛盾性的结果，有助于透过现象看本质。量化分析则是以政策文献、政策文本为主要研究对象，将政策工具、政策网络及内容分析、语义分析与数据可视化、计量分析、统计分析等方法结合，定量反映政策结构性要素（如颁布时间、颁布机构、颁布文种、政策内容、参照关系）等的数量关系，如频次、时间序列变化、相互关联等。本研究主要采用政策工具分析方法，分析中医药健康服务相关政策工具的使用情况及其年度变迁，以期为政策工具调整提供参考。

为了更好地梳理各级政府对中医药健康服务的支持，本研究采用了基于文本挖掘方法和政策工具视角的两种手段对政策文本进行归纳和统计分析。基于文本挖掘的政策分析使用 ROSTCM6 软件，通过对政策文本的词频统计、语义网络分析等，梳理总结文本的核心内容。该方法通过词频计数和绘制语义网络直观反映政策倾向的演变过程，并描绘关键词的相互联系。基于政策工具的分析则是对政策文本进行定量分析，按供给型、需求型、环境型三大类政策工具进行划分，从不同维度对政策文本进行分析。该方法具有对象广泛和量化呈现等优点。

（一）文本挖掘

本研究过程主要使用原武汉大学 ROST 虚拟团队出品的 ROST 系列文本内容挖掘分析平台，通过文本预处理、分词、词频统计、分类算法、语义网络分析等手段，达到文本挖掘分析的目的。

1. 分词与词频整理

处理搜集到的政策文本，按照时间顺序进行排序，将同年出台的政策文本归入同一个文档中，保存为 TXT 后缀的文本文件。使用 ROSTCM6 软件进行处理，进行分词和词汇过滤两个步骤，对某些常见的形容词、介词如"各级""各类""进一步"则保存在"filter. txt"文件中，以保证剔除无意义词频计算和词汇统计的有效性。

2. 建立词典

鉴于中医药健康服务政策中可能出现一些专有的词汇，为避免分词处理时把这些专业词语拆开，建立词典将其记录，保存于 ROSTCM6 软件的"user. txt"文件中，以保证统计分析的有效性。如不建立词典，某些词汇如"中医药健康服务"将被拆分为"中医药""健康"和"服务"三部分，"中药注射剂"被拆分为"中药""注射剂"两部分等。

3. 词频统计

词频统计分为两个部分，包括所有文本的词频统计和各年度文本的词频统计。前者是将所有政策文本进行汇总，经分词与词频整理后选取词条排列靠前的词条，根据中医药健康服务政策文本内容进行整理，确定词频最高的词汇。这一统计过程中，必须考虑到某些词汇的多含义表达，以及不同词汇的同含义简并。而对各年度文本的统计分析主要是出于分析中医药健康服务政策演变的考虑，通过词频统计对政策文本强调的重点，以及高频词变化规律进行直观认识，从词汇使用角度反映政策的核心要点。

4. 语义网络分析

在年度政策文本词频统计的基础上，为了更直观反映各种高频词之间的联系，进一步运用语义网络分析法挖掘政策文本的核心内容。将政策汇总文本导入 ROSTCM6 软件，运用社会网络和语义网络分析选项，可得到围绕核心词汇的聚簇图。

（二）内容分析

政策工具是政府用来影响政策变量的经济与社会变量，即政府用于达到一定目的的政策措施。简单地说，政策工具就是达成政策目标的手段，可以将其视为政策文本这一客体。根据国内外学者同类研究，经综合分析，本研究采用二维分析框架，从基本政策工具和中医药健康服务产业体系两个不同维度对中医药健康服务进行分析。

1. X 维度——政策工具（图 **8**）

本研究将供给型、需求型、环境型三种政策工具类型作为中医药健康服务业政策分析框架的 X 维度。①供给型政策工具指政府直接为中医药健康服务的相关部门、个人提供资源。②需求型政策工具指政府通过采购产品或者服务，加强或放松行业准入等管制，达到拉动市场需求的目的。③环境型政策工具指政府通过间接手段，为中医药健康服务发展提供良好环境。

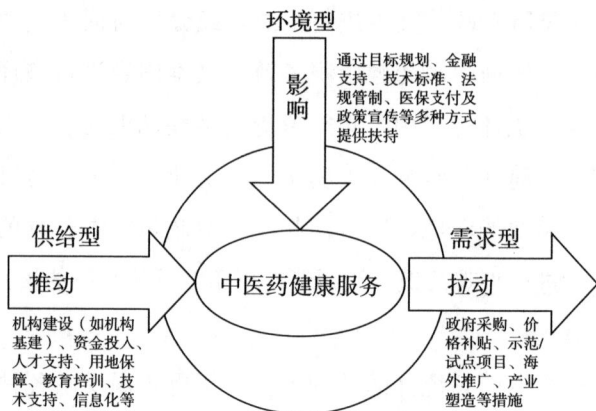

图8 政策工具示意图

2. Y 维度——中医药健康服务业分类

根据《中医药健康服务发展规划（2015—2020 年）》和前期课题《中医药健康服务统计调查制度建设》的相关研究成果，中医药健康服务分类设立为 Y 维度，其中包括 8 个条目。①中医医疗服务。②中医养生保健服务。③中医特色康复服务。④中医药健康养老服务。⑤中医药文化与健康旅游。⑥中医药服务贸易。⑦中医药特色健康管理。⑧中医药健康服务相关支撑产业。

综上，中医药健康服务政策二维分析框架如图 9 所示。

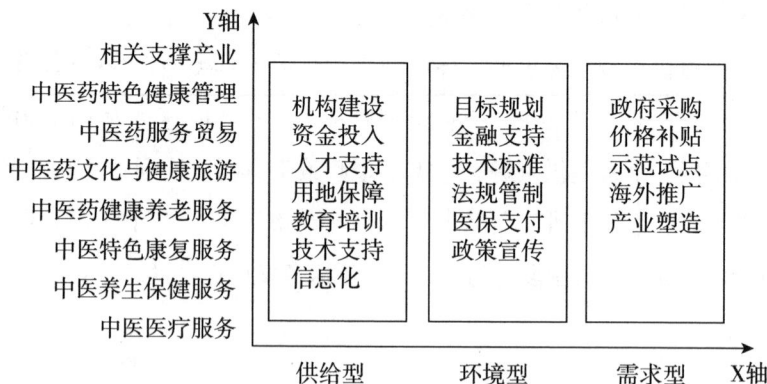

图9 中医药健康服务政策二维分析框架图

3. 政策文本编码

遵循不可细分原则，江西省政策文本按照"政策编号－具体章节/序号－内容"的顺序进行编码，得到中医药健康服务政策内容分析单元编码表（表22），再按照二维分析框架对编码进行分类，统计政策工具的总体使用情况，以及 Y 维度在政策工具维度上的分布状况。

表22 江西省政策文本内容分析单元编码表（示例）

政策名称	内容分析单元	编码	归类
1. 江西省国民经济和社会发展第十三个五年规划纲要	第五章第四节：坚持中西医并重，加强中医药服务体系和服务能力建设，实施中医医院标准化建设工程	1—5—4—1	基础建设（中医医疗服务）
	第五章第四节：推广中医药适宜技术，创新中医药服务模式	1—5—4—2	技术支持（中医医疗服务）
1. 江西省国民经济和社会发展第十三个五年规划纲要	第五章第四节，支持中医药科研机构、科研基地和临床研究基地建设，加强中药资源保护、研究开发和合理利用	1—5—4—3	基础建设（支撑产业）
	第五章第四节：实施中药标准化行动计划，加快推动中药材种植绿色发展和中药产业转型升级	1—5—4—4	产业塑造（支撑产业）
……	……	……	……
10. 国家中医药综合改革试验区（江西）建设行动计划（2018－2020年）	一、基本建成以中医医疗、养生保健、康复养老、健康旅游为重点的省、市、县（市、区）三级中医药健康服务体系	10—1—1	目标规划（健康管理）
	二、（三）1. 健全中医医疗服务网络	10—2—3—1＊1	法规管制（医疗服务）

（三）早期政策文本描述

1. 国家相关政策文本描述

根据我国经济发展水平划分，2009年之前的政策文本多强调发挥中医药的医疗卫生职能，对中医药健康服务的其他细分领域的贡献度尚没有明确划分和评价（详见表23）。这个阶段的中医药相关政策文件中，主要强调发挥中医药的医疗、卫生职能，基本未涉及中医药在医疗服务以外领域的作用。

表23　2009年以前中医药相关政策文件

序号	颁布时间	文件名	颁布机构	涉及内容
1	2003年4月	《中华人民共和国中医药条例》	国务院	强调中医药医疗卫生职能，未强调中医药的健康服务属性
2	2002年10月	《中药现代化发展纲要（2002年至2010年）》	国务院	强调中药发展道路，提及服务职能
3	2007年1月	《中医药创新发展规划纲要（2006—2020年）》	科技部、卫生部（现国家卫生健康委员会）、国家中医药管理局等	从中医药创新角度强调发挥医疗卫生职能
4	2009年3月	《中共中央 国务院关于深化医药卫生体制改革的意见》	国务院	强调发挥中医药在医药卫生体系中的作用，未涉及健康服务属性

我国在2009年前后基本进入中等偏上收入国家，经济增长在这一时期出现一定震荡。正是从这一阶段开始，我国密集出台中医药、中医药健康服务的相关文件，这可能与经济增长方式转变、产业结构调整和产业转型升级的发展背景有关。

2. 江西省相关政策文本描述（表**24**）

江西省对中医药的政策扶持起步较早，始于20世纪县级中医院建设工作，基本做到了县县有中医院或相关医疗机构。21世纪初期，江西省出台了《江西省发展中医条例》，以法律文本的形式确定中医发展方向。该条例主要强调中医的医疗服务职能，对中药的发展、中医院与其他行业融合发展的趋势未做表述。

表 24　江西省中医药健康服务地方性政策文件

序号	颁布年份	文件名	颁布地
1	2008	《江西省萍乡市人民政府关于促进中医药事业发展的意见》	萍乡市
2	2012	《景德镇市全民健身实施计划（2011—2015 年）》 《景德镇市"十二五"期间深化医药卫生体制改革规划暨实施方案》	景德镇市
3	2013	《鹰潭市基层中医药服务能力提升工程"十三五"行动计划实施方案》	鹰潭市
4	2014	《贵溪市医疗机构设置规划（2014—2020 年)》	贵溪市
5	2016	《瑞昌市中医药事业发展三年工作规划》	瑞昌市
6	2017	《九江市基层中医药服务能力提升工程"十三五"行动计划实施方案》	九江市
7	2017	《宜春市中医药发展规划（2017—2025 年）》 《宜春市老龄事业发展"十三五"规划》	宜春市
8	2017	《上饶国家中医药健康旅游示范区建设规划（2018—2020)》 《关于加快推进中医药发展的若干政策意见》	上饶市
9	2017	《新余市基层中医药服务能力提升工程"十三五"行动计划实施方案》 《关于加快推进中医药产业事业融合发展的实施意见》	新余市
10	2017	《吉安市促进中医药产业发展实施意见》	吉安市
11	2017	《抚州市中医药发展规划（2016—2025 年）》	抚州市
12	2018	《丰城市老龄事业发展"十三五"规划》	丰城市
13	2018	《德兴市人民政府关于加快推进中医药发展的实施意见》 《德兴市振兴中医药"十三五"规划》 《德兴市关于加快中医药发展的实施意见》 《德兴市扶持中药材种植实施方案（试行）》	德兴市

第二节 江西省中医药健康服务发展政策分析结果及行业发展建议

一、政策分析结果

（一）基于文本挖掘分析的结果

1. 高频词汇分析

从国家层面政策文本的词频分析结果来看（见表25），"服务"出现3023 次，为排名第一的高频词；"医疗"作为中医药健康服务中最重要的形式之一，出现 1776 次，仅排在"服务""中医药"和"健康"之后，说明中医药健康服务相关政策中，医疗仍处于重要地位；"养老"出现 1537 次，说明养老服务在中医药健康服务领域的发展已经处于焦点地位；"体系"出现730 次，说明中医药健康服务的发展过程中，体系化建设可能是重要路径。此外，有关中医药的标准、创新、资源、人才也是政策文本的核心内容。

表 25 国家中医药健康服务政策文本有效词频

序号	关键词	词频	序号	关键词	词频
1	服务	3023	11	中药	697
2	中医药	2248	12	社会	673
3	健康	1859	13	机制	540
4	医疗	1776	14	医院	493
5	养老	1537	15	创新	483
6	卫生	1188	16	旅游	468
7	中医	881	17	社区	461
8	技术	731	18	老年人	429
9	体系	730	19	标准	424
10	管理	721	20	医药	411

从江西省级层面的政策文本分析结果来看（见表26），"中医药"出现

3111次，排名第一；"服务"作为中医药健康服务政策文本的核心词汇，出现1687次，紧随其后的是"健康"，出现1583次，充分反映政策文本中中医药健康服务的核心地位；"旅游"出现931次，"文化"出现853次，"中药"出现805次，反映了江西省中医药健康服务领域的发展特色，旅游、文化、中药制造是江西省中医药健康服务行业的主要形式；"养生"出现438次，但已排在第18位，说明江西省的养生服务相对靠后，并不是中医药健康服务的最优先部分。

表26　江西中医药健康服务政策文本有效词频

序号	关键词	词频	序号	关键词	词频
1	中医药	3111	11	企业	706
2	服务	1687	12	卫生	598
3	健康	1583	13	体系	523
4	中医	1331	14	中药材	510
5	医疗	1035	15	人才	491
6	技术	1022	16	管理	488
7	旅游	931	17	医院	464
8	文化	853	18	养生	438
9	中药	805	19	种植	394
10	创新	731	20	生态	357

2. 语义网络分析

为了更直观地显示高频词汇间的联系，将全国和江西省的政策文本分别导入ROSTCM6软件，使用社会网络和语义网络分析功能，得到政策文本的网络图（见图10、图11）。图中的深色方框代表高频词汇节点，节点之间连线表示其关联性。

如图10所示，"服务"一词处于语义网络中绝对核心地位，其次是"医疗""卫生""中医药""管理""技术"等词。其他处于外围的高频词包括"养老""保健""人才""医院""社会"等，可见中医药健康服务已渗透人们生产、生活领域的方方面面，其中医疗服务、养老服务、健康管理等领域可能是整个服务体系的核心构成。值得注意的是，语义网络图中的医疗、健康、管理、技术、中医药、卫生等词汇形成了小范围的高频词聚簇，似乎说明中医药健康服务仍然依赖医疗服务将相关组成串联。

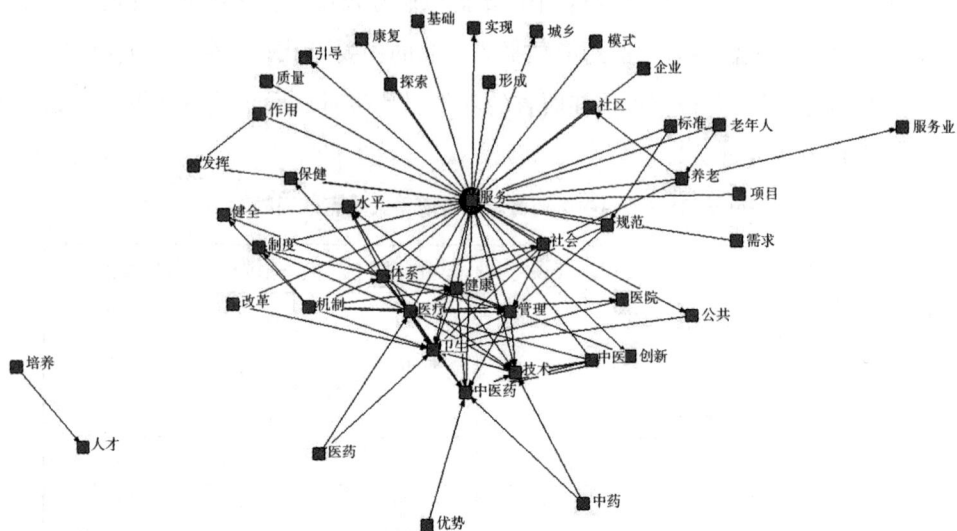

图 10　国家中医药健康服务政策文本语义网络图

江西省的政策文本语义网络分析结果如图 11 所示，可见"中医药"和"服务"共同构成了语义网络的核心，其他高频词汇均处于两者周边或与两者同时产生联系。由中医药及其相关聚簇可见，中医药—中药—中药材仍是江西省的发展重心，中医药健康服务与中药加工制造业存在密切关联性，这也在一定程度上说明江西省的中医药健康服务业独立性不够，仍然依赖中医药领域的其他构成，特别是中药加工制造业。围绕"服务"的其他节点中，可以明显看到"养生""文化""旅游""医疗""保健"等聚簇，这与图 10 中国家层面的网络分析有所差异，体现江西省中医药健康服务在文旅、保健等健康服务领域存在一定优势，这也是江西省的特色所在。与图 10 类似，医疗也是江西省的中医药健康服务联系最密切的部分，说明医疗服务仍是中医药健康服务的最重要构成。

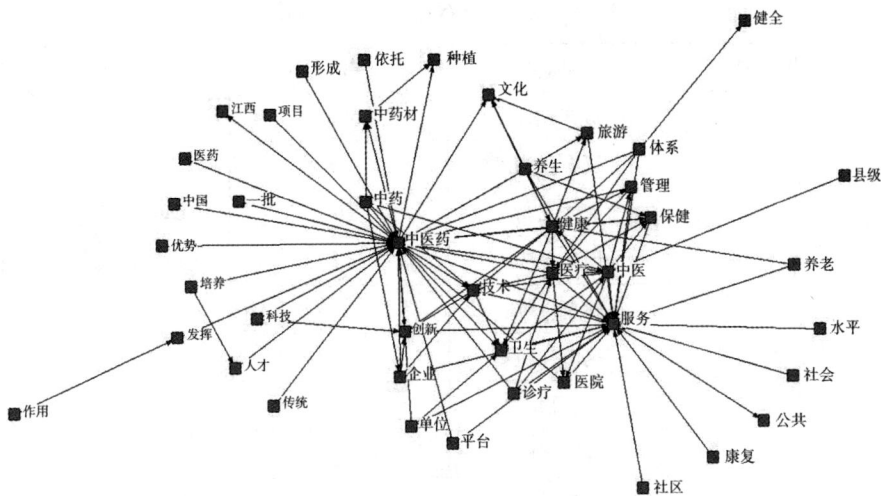

图 11　江西省中医药健康服务政策文本语义网络图

（二）基于内容分析的结果

1. X 维度统计描述（表 27）

在 3 种政策工具中，供给型、需求型和环境型政策工具占比分别为 39.6%、13.2% 和 47.2%，需求型政策工具占比最低。需求型政策工具偏低，说明江西省发展中医药健康服务的自觉性还不够，可能还存在市场开发不足、行业发展自发性不够的情况。从各类政策工具内部构成来看，供给型政策工具中机构建设占比最高，用地保障占比最低，分别为 26.3% 和 2.0%，这可能意味着相关行业发展正处于不成熟阶段，对基础设施建设有着迫切需求，而建设用地暂时不会成为制约行业发展的问题。需求型政策工具中海外推广位居第一，而价格补贴仅占 6.1%，可能与江西省的热敏灸推广行为及财政收入不足有关；环境型政策工具中目标规划占比最高，达到 41.52%，可能反映现在行业发展正处于上升阶段，正在大量进行规划工作。

表 27　政策工具数量分布（江西省）

政策工具	工具名称	频数	占比（%）
供给型	机构建设	26	39.6
	资金投入	12	
	人才支持	9	
	用地保障	2	
	教育培训	15	
	技术支持	21	
	信息化	14	
需求型	政府采购	2	13.2
	价格补贴	2	
	示范试点	10	
	海外推广	12	
	产业塑造	7	
环境型	目标规划	49	47.2
	金融支持	7	
	技术标准	10	
	法规管制	44	
	医保支付	2	
	政策宣传	6	
合计		271	100

2. Y 维度统计描述

以政策工具为基础，引入中医药健康服务分类，依据该分类得到在政策工具维度上的分布状况（见表28）。从中医药健康服务细分行业的政策工具分布来看，环境型政策工具应用较多的是相关支撑产业（24.1%），其次是医疗服务、文化与旅游行业，这与江西省的医疗服务覆盖面广、文化与旅游行业具有相对优势的省情相对应。供给型政策工具应用最多的依然是相关支撑产业（22.9%），医疗服务占比依然紧随其后（18.5%）。分析需求型政策工具，细分行业的排名依然是相关支撑产业（22.2%）居首位，医疗服务（17.0%）次之。

表 28　中医药健康服务业各层次对基本政策工具的使用相关情况

政策工具	医疗服务	养生保健	特色康复	健康养老	文化与旅游	服务贸易	健康管理	相关支撑产业	合计
供给型	18.5%	8.3%	10.2%	10.2%	10.2%	7.6%	12.1%	22.9%	100%
环境型	16.7%	5.5%	9.3%	11.1%	16.6%	7.4%	9.3%	24.1%	100%
需求型	17.0%	8.9%	8.9%	8.9%	11.8%	6.7%	15.6%	22.2%	100%

（三）其他政策文本描述性分析

1. 国家级政策

以"中医药健康服务"作为关键词对表 20 中的文件进行梳理，可以发现 2013 年之后的政策文件中，"中医药健康服务"一词出现的频次逐渐提升。这可能与逐渐强调中医药的服务职能有关，把中医药的健康服务职能从传统的医疗服务职能中剥离出来，更加强调其维护健康和服务健康的属性，发挥中医药在健康服务领域的作用。

政策文本收集过程中，还有一些属于相关行业的政策（见表 29）。这些非中医药部门主导的政策文件，主要集中于养老、养生休闲、旅游等行业领域，其中也涵盖部分涉及中医药健康服务的内容。这类文件主要希望发挥中医药在相关行业发展中的促进作用，把中医药作为实现健康服务的路径。还有个别文件，虽然未出现中医药健康服务等关键词，但在文字中也涉及中医药元素，体现中医药在社会发展各个领域均有其独特地位。国家非中医药行业主导的其他政策扶持文件，特别是集中在养老、养生休闲、旅游等领域，也先后出现涉及中医药健康服务的内容。在这些文件中，主要提到发挥中医药在相关行业发展中的促进作用，把中医药作为实现健康服务的路径之一来推动。还有部分文件，虽然没有提及中医药健康服务等关键词，但在产业实际发展过程中出现中医药元素融入的行为，也体现中医药健康服务在社会发展领域的独特作用。

表 29 涉及中医药健康服务的其他政策文件

序号	颁布时间	文件名	颁布机构
1	2011 年 9 月	《中国老龄事业发展"十二五"规划》	国务院办公厅
2	2011 年 12 月	《社会养老服务体系建设规划（2011—2015 年)》	国务院办公厅
3	2012 年 7 月	《关于鼓励和引导民间资本进入养老服务领域的实施意见》	民政部
4	2013 年 9 月	《关于加快发展养老服务业的若干意见》	国务院
5	2013 年 12 月	《关于开展养老服务业综合改革试点工作的通知》	民政部、国家发改委
6	2014 年 1 月	《关于加强养老服务设施规划建设工作的通知》	住建部、国土资源部（现自然资源部）、民政部、全国老龄办
7	2014 年 4 月	《养老服务设施用地指导意见》	国土资源部（现自然资源部）
8	2014 年 5 月	《关于推进城镇养老服务设施建设工作的通知》	民政部、国土资源部（现自然资源部）等
9	2014 年 6 月	《关于加快推进养老服务业人才培养的意见》	教育部、民政部等
10	2014 年 8 月	《国务院关于促进旅游业改革发展的若干意见》	国务院办公厅
11	2014 年 9 月	《关于加快推进健康与养老服务工程建设的通知》	国家发改委、民政部、财政部等
12	2014 年 10 月	《关于开展养老服务和社区服务信息惠民工程试点工作的通知》	民政部、国家发改委等
13	2014 年 11 月	《关于推动养老服务产业发展的指导意见》	商务部
14	2015 年 2 月	《关于鼓励民间资本参与养老服务业发展的实施意见》	民政部、国家发改委等

序号	颁布时间	文件名	颁布机构
15	2015 年 4 月	《关于开发性金融支持社会化养老服务体系建设的实施意见》	民政部、国开行
16	2015 年 11 月	《关于促进中医药健康旅游发展的指导意见》	国家旅游局（现国家文化和旅游局）、国家中医药管理局
17	2016 年 7 月	《关于中央财政支持开展居家和社区养老服务改革试点工作的通知》	民政部、财政部
18	2016 年 7 月	《关于开展健康城市健康村镇建设的指导意见》	全国爱国卫生运动委员会
19	2016 年 10 月	《关于加快发展健身休闲产业的指导意见》	国务院办公厅
20	2016 年 10 月	《促进民间投资健康发展若干政策措施》	国家发改委
21	2016 年 10 月	《关于支持整合改造闲置社会资源发展养老服务的通知》	民政部、国家发改委等
22	2016 年 11 月	《关于推进老年宜居环境建设的指导意见》	国家发改委等
23	2016 年 12 月	《关于全面放开养老服务市场提升养老服务质量的若干意见》	国务院办公厅

2. 江西省地方性政策

除了省级层面的政策文件，江西省各地市对中医药和中医药健康服务也出台了系列配套文件和专项文件（见表 24）。据不完全统计，江西省 11 个地级市均有涉及中医药健康服务的政策文件出台，其他部分县级市也根据发展战略出台相应文件。

3. 各级政策文件的配套

通过梳理国家—江西省—地市系列涉及中医药健康服务政策文件，国家、省、地区性文件基本实现了对接配套。如中医药法律文件，2003 年国家出台《中华人民共和国中医药条例》，同一时期江西省出台了《江西省发展中医条例》，2016 年国家正式颁布《中华人民共和国中医药法》后，江西省的新版《江西中医药发展条例》也立即起草制订，并已经正式颁布，实现了国家和地方的政策配套。又如国家 2009 年出台《国务院关于扶持和促进中医药事业发展的若干意见》，2016 年江西省出台《江西省人民政府关于加快中医药发展的若干意见》，2017 年、2018 年萍乡市和新余市也分别出台了《江西省萍乡市人民政府关于促进中医药事业发展的意见》和《关于加快推进中医药产业事业融合发展的实施意见》，把国家级纲领性政策文件的具体内容分解、细化，结合江西省及各地实际情况形成地方性中医药健康服务政策文件。

比较中医药健康服务类政策和其他行业政策文件，也可以建立中医药与养生、养老、康复、体育、金融等领域的横向联系。来自不同部门、各级政策文件均把中医药健康服务作为行业发展的重要途径和有益补充，通过中医药＋其他产业衍生出新兴的中医药健康服务新业态新模式。

二、基于政策分析的行业发展建议

（一）协调运用各类政策工具

环境型政策工具固然有利于营造合适的发展氛围，为中医药健康服务发展提供更优环境，但其对产业的拉动效果不足。目前江西省的中医药健康服务政策工具中，环境型政策工具占比最高，而以需求带动行业发展的需求型政策不足，因此有必要协调运用多种政策工具，以更多的需求型政策工具带动中医药健康服务的发展。这也有利于政策落实，发挥部门职能的积极主动性。就江西省级层面来看，首先应大力扶持中医药健康服务的社会主体，通过示范试点、产业塑造等形式鼓励新业态新模式创新；其次应逐步提升政府采购和价格补贴对中医药健康服务的支持，在对外服务贸易和海外推广方面做文章。环境型政策工具方面，要注重把政策落到实处，对小、散、多的中医药健康服务行业主体进行实际激励，通过制定科学、宽松的金融政策、税收优惠制度吸引更多的社会资本进入。

（二）平衡发展细分行业

从现有政策分析结果来看，相关支撑产业和医疗服务领域仍是政策关注的重点，这与江西省长久以来中药加工制药的庞大体量和医疗服务的广阔覆盖面有关。在面对这些优势的同时，也要注重新兴的养生、养老、保健、健康管理、健康文化和旅游等细分领域的兴起。尽管江西的健康文化、健康旅游领域已经颇具特色，但并未形成规模优势，还存在特色不明显的问题。建议今后的政策文件侧重发展健康文化、健康旅游及养生、养老等细分领域，为江西省的中医药健康服务发展增添新动力。

（三）加强政策工具的重点运用

发展江西省的中医药健康服务行业，离不开对江西省情的把握，要制定更接地气、靶向性更好的政策文件推动行业发展。人才、资金、技术等资源支持，是江西省比较缺乏的部分，有必要按照行业人才成长规律探析江西省的独特优势，精准把握江西省在全国的中医药健康服务浪潮中的定位，继承、发掘江西省的"核心优势"，逐步建立具有江西省特色的行业体系。另外，地方经济结构特色也是发展中要注重的，要抓住江西省跨越式高质量发展"2＋6＋N"产业的战略机遇，以"中医药＋"思维找到与其他行业的交叉点，以需求为出发点，推动供给侧结构性改革，发掘中医药健康服务的潜力。

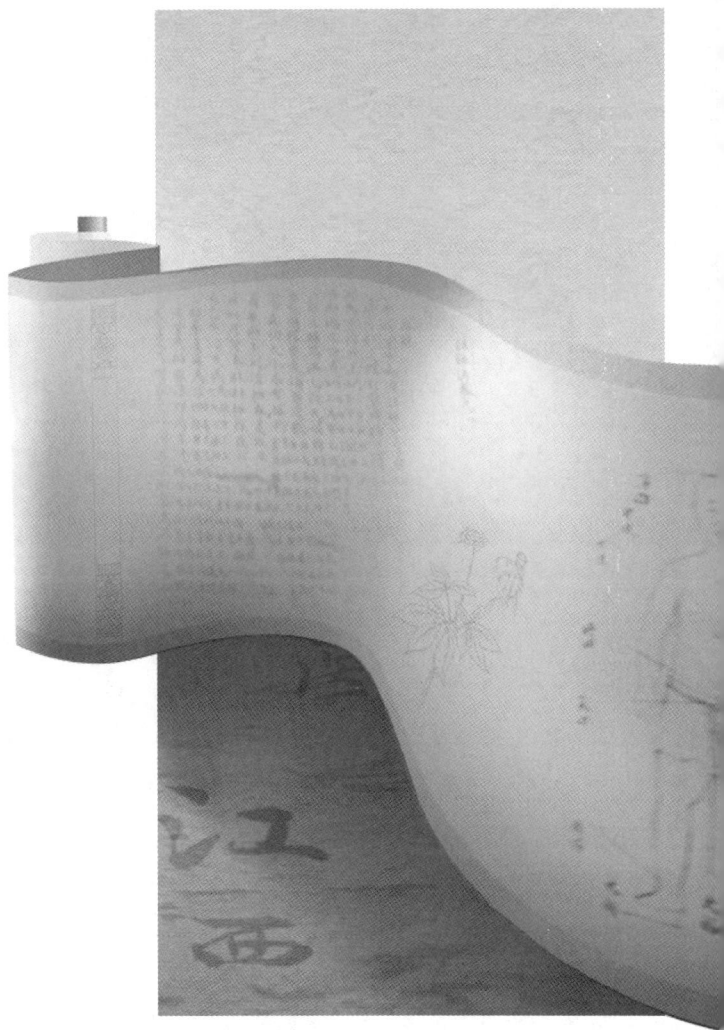

第四篇

策略篇

江西省
中医药健康服务
供需状况研究

第七章
江西省中医药健康服务发展存在的问题

第一节　发展环境存在的问题

一、行业自身方面

（一）行业监管有待加强

加强中医药监督管理工作是深化医改、维护健康、改善民生的需要。中医药事业是中国特色医疗卫生事业的重要组成部分，加强中医药监督管理工作不仅是促进中医药事业健康发展的重要保障，也是当前我国深化医改、完善基本医疗卫生制度的必然要求，对于保障人民群众享有安全有效的中医药服务、提高健康水平具有重要意义。

由于中医药健康服务涉及面非常广泛，涵盖中医养生保健服务、中医特色康复服务、中医药健康养老服务、中医药文化产业、中医药健康旅游、中医药服务贸易、中医特色健康管理及中医药健康服务相关支撑产业八个方面，从工业到农业、从种植到生产、从管理到服务，几乎无所不包。在此背景下，条块分割、多头管理的监管模式必然在所难免，再加上当前我国尚未建立统一的行业监管制度，结果导致监管主体不明、职责不清。

2016 年 2 月，原国家卫生和计划生育委员会、国家中医药管理局联合发布《关于加强中医药监督管理工作的意见》，其中对中医医疗服务和中医养生保健服务等提出相关监管要求。在加强中医医疗服务的监督管理方面，加强对开展中医医疗服务的各级各类医疗机构的监督管理；加强对中医医疗机构医师、护理人员、药学技术人员、医技人员及其他人员的监督管理；加强对中医医疗机构执业活动和技术的监督管理；整顿和规范中医医疗服务市场秩序，严厉打击各种非法行医和涉医违法行为，及时查处涉及中医医疗服务的大案要案，重点打击假借中医名义开展非法行医的各种机构。在加强中医养生保健等服务的监督管理方面，规范中医养生保健服务健康发展；加强对中医药养生保健服务文化全媒体传播的监督管理，重点监管利用中医药文化元素开展特色旅游路线、进行养生体验、设立观赏基地的行为及各种中医药养生保健服务展览和会议。随着中医药健康服务内涵和外延的不断扩展，该条例所涉及的监管内容较现实监管内容而言，仍需进一步拓展和加强。

（二）行业标准有待完善

中医药健康服务是我国中医药产业的重要延伸，同样是中华民族的瑰宝，然而由于认识上的偏差及质量标准体系不完善等多重原因，中医药健康服务不仅在"走出国门、走向世界"的过程中遭遇诸多掣肘，就连在国内，也存在服务质量参差不齐、市场亟待规范的尴尬。中医药健康服务目前的推广，由于遭遇到认识上的差异和质量效果认同上的困难，导致口碑褒贬不一。究其原因，标准的缺失，或者说统一标准的推广是重要的一环，也正是由于缺乏统一的标准认定，不仅导致中医药健康服务的服务质量水平认同存在困难，更让一些所谓的"神医"浑水摸鱼，反而败坏了中医药健康服务的声誉。在中医药健康服务标准化，尤其是国际标准方面，本来拥有最佳话语权的中国近些年却遭到来自韩国的强力挑战，多次传出韩医针灸被 WHO 定为国际标准的新闻，也从一个侧面说明韩国等国家看到了中医药健康服务的科学性和市场潜力，希望借助标准化方法推广这一极富特色的健康养生方式。

总体而言，无论是中央还是地方，相应的子行业从业标准，特别是一些新兴业态的标准与规范偏少，导致行业准入缺乏依据，再加上监管制度的缺失，更进一步导致了社会资本的盲目跟进，一定程度上影响了行业的整体质量和社会形象。

另一方面，相关部门对中医特色的康复技术，如推拿、针灸、中药熏蒸、敷贴等疗法支付范围、标准的不合理限制，卫生监督部门按照西医执业法规对中医执业的监管问题，以及中医诊疗标准、诊疗规范及指南的临床适用性、规范性、法律效力等问题，反映了对中医教育、中医科研、中医医疗服务、中医诊疗技术、中药制剂、中药饮片使用、中医特色护理等的管理、监管、保障措施等不能适应中医药发展的要求，更与中医药发展的自身规律不相适应。

二、外部环境方面

（一）政策工具有待优化

一是政府与市场在中医药健康服务发展中的权责划分不够明晰，更没有形成明确、清晰、可操作性、可衡量、动态的"政府职能清单"，以及相应的动态调整机制。二是如何挖掘需方潜力的政策相对缺乏，特别是缺少对全国范围内深入分析居民中医药健康需求的相关研究的支持，导致零散的研究结论不足以真正了解居民所想、所需，需求与供给脱节明显。三是资源支持体系建设尚有待优化，突出表现在对相关基础研究缺乏足够支持和耐心，也未有效的"重点"推动，特别是中医药、中医药健康服务的"实质"特色是什么、中医药发展与人才成长的规律到底是什么等基础问题还略显模糊，导致中医药在健康服务的定位难以精准，中医药健康服务传承创新容易走偏。

就现有的中医药相关法律体系来看，中医药管理组织的运行需要以法律、法规为准则。2016 年 12 月 25 日，全国人民代表大会常务委员会颁布《中华人民共和国中医药法》，并于 2017 年 7 月 1 日正式实施。在此之前，虽然宪法明确规定了发展现代医药和传统医药，但中医药立法层次较低，法律分散。除《中医药管理条例》和《中药品种保护条例》外，其他都穿插在有关西医的法律之中，如中医师执业适用于《中华人民共和国执业医师法》、中药管理适用于《中华人民共和国药品管理法》等。中医与西医分属不同的医疗体系，其基础理论和思维方式并不相同，尊重中医特色，顺应中医发展规律需要为其量身制定专门法律。而中医法律、法规规定的内容线条较粗，以《中医药管理条例》为例，该法规仅从中医医疗机构与从业人员、中医药教育与科研、保障措施、法律责任几方面做出宏观规定，可操作性较差。再如 2009 年国务院发布的《国务院关于扶持和促进中医药发展的若干意见》，充分肯定了扶持和促进中医药发展的重要性和紧迫性，从中医医疗预防保健服务、中医药继承和创新、中医药人才队伍建设、中药产业发展水平、繁荣中医药文化、推动中医药走向世界、保障措施这些方面做了规定。内容覆盖的范围与《中医药管理条例》相比更广，但具体措施阐述仍然较少。此外，中医药发展涉及的内容远不止这些方面，如中医药知识产权保护、中医药服务体系建设、中医药人才培养、中药材资源保护等，都需要专门立法。

（二）金融支持有待丰富

由于大多数从事中医药健康服务的相关企业为民营中小微企业，这些企业通常存在经营不稳定、管理欠科学、行为欠规范的现象。企业受外部不确定性因素的影响较大，相关管理能力偏弱，经营性风险管控水平较差，融资过程中难免成为商业金融机构防范和规避风险的重点对象；再加上部分企业没有足够的资产做抵押，因此，企业在发展过程中出现资金短缺时，通常会面临融资无门、贷款艰难等诸多问题。虽然地方政府和金融机构在推动和促进中医药健康服务业发展方面做了大量的工作，付出不少努力，也出台了一些帮扶办法和措施，但这些办法和措施缺少实施细则，导致部分办法和措施并没有很好地落到实处，企业在融资过程中依然存在较大困难。

分析 2018 年丰城市中医药健康服务发展现状调研结果，从主营业务收入角度看，营业收入最高的企业年营业收入达到 2000 万元，而最低的营业收入仅有 3 万元；营业收入最高的个体年收入达到 480 万元，而最低的只有 1 万元。从营业成本角度看，企业营业成本最高的约 500 万元/年，最低的约 1.8 万元/年；个体营业成本最高的约 360 万元，最低的仅有 1.5 万元。

对大部分组织，尤其是个体单位，营业成本中，主要是房屋租金和人员薪酬。其中，人员薪酬最低的为每人每月 2000 元，高的达到每人每月万元以上，因此，薪酬总额最高的组织年支付员工薪酬超过 165 万元，只有 1 个员工的最低薪酬也超过 1.6 万元/年。总体上看，大部分负责人，特别是个体经营者，认为当前处于亏损状态。

（三）舆论环境有待净化

近年来，国家非常重视健康服务业发展，先后出台了多部相关政策文件，鼓励发展包括中医药健康服务业在内的大健康产业。然而调研显示，社会大众对出台相关政策文件的意义、意图和作用等了解不充分，无论是相关从业人员还是普通百姓，知晓、了解并掌握相关政策文件的不足 30%，导致百姓对中医药健康服务业的认知度、认可度和接受度比较低，从业人员对行业前景认可度不高。

中医药作为开启中华文明宝库的钥匙，在大众心中的理解和认可程度将直接影响其对中医药的信念和使用意愿。据一项研究显示，2017 年中国公民中医药健康文化素养水平为 13.39%，比 2016 年的 12.85% 提高 0.54%，呈现稳步上升趋势，但仍处于较低水平。城市居民中医药健康文化素养水平（18.77%）高于农村居民（10.51%）；东部地区（16.47%）高于中部地区（12.70%），西部地区最低（10.60%）；35～44 岁组最高（15.56%），65～69 岁组最低（10.33%）；文化程度越高，中医药健康文化素养水平越高；高中及以上文化程度人群的中医药健康文化素养水平高于全国平均水平，初中及以下文化程度人群的中医药健康文化素养水平低于全国平均水平；医务人员、公务员、教师、其他事业单位人员、其他企业人员中医药健康文化素养水平较高，分别为 44.72%、39.39%、35.47%、26.58%、24.06%；农民的中医药健康文化素养水平最低，为 6.44%；家庭年人均收入较高者，中医药健康文化素养水平较高。

第二节 供方存在的问题

一、发展水平不高

（一）行业整体规模偏小

1. 行业经济贡献有限

中医药健康服务行业产值占 GDP 比重不高，对国民经济的贡献十分有限，在服务业、医疗卫生领域占比不高，社会地位总体偏低，特别是与居民需求、高度重视的政策环境相比，发展相对滞后。就江西省中医药产业发展现状而言，2017 年，全省主要中药工业企业实现主营业务收入为 553.73 亿元，同比增长 10.03％，比 2015 年增长 7.59％；其中，中成药主营业务收入为 458.90 亿元，同比增长 10.18％，比 2015 年增长 3.73％；中药饮片加工主营业务收入为 94.84 亿元，同比增长 9.33％，比 2015 年增长 31.23％。全省主要中药工业企业实现利税总额为 72.92 亿元，同比下降 1.14％；利润为 44.73 亿元，同比增长 9.82％。其中，中成药利税总额为 64.09 亿元，同比增长 0.48％，利润为 37.68 亿元，同比增长 10.97％；中药饮片利税总额为 8.83 亿元，同比下降 11.54％，利润为 7.04 亿元，同比增长 4.08％。根据 2018 年的调查数据测算显示，2017 年全省中医药健康服务业产值为 366.777 亿元，占 GDP 的比重为 1.76％。

2. "小而散"的特点明显

目前，该行业缺乏龙头企业，小微企业居多，尚未形成明显的行业聚集效应。特别是剔除一些传统"事业单位""国有企业"，大型机构更是偏少。以丰城市中医药健康服务发展调研为例，目前丰城市从事中医药健康服务的相关机构，大多数为中小微企业。这些企业不仅投资规模偏小、管理水平偏弱，而且管理及技术人才不足、创新意识不强。这势必导致行业整体发展水平不高。具体而言，主要体现在以下四个方面：①行业总产值不高，对国民经济的贡献有限。②相关企业存在"规模小、分布散"的特点（调研表明，90％以上的企业为规模以下企业，规模以上企业不足10％），行业聚集效应有待提高。③企业创新能力不强，尤其是产品创新能力薄弱，产品结构单一、品质低端、品种单调。④企业生命周期偏短，超过六成的相关企业存活期不足 3 年，尤其以 1～2 年者居多。过短的发展历史、有限的投资规模和缺位的政策扶持，导致目前丰城市很难找到固定资产规模超过 3000 万、近三年年销售额超过 1 亿元、资产负债率小于 60％、带动能力强、具有市场竞争优势的重点龙头企业；而在省内乃至国内相关行业有一定影响力，且对行业发展起到示范、引领和带头作用的标杆性优强企业更是"一企难求"。

（二）行业结构不够平衡

中医药健康服务涉及医疗、康复、养生保健、养老、旅游、文化、贸易、健康管理等多个领域，但是由于中医药健康服务业发展时间短，没有可供借鉴的经验，导致整个行业呈现不平衡、不充分的发展态势。目前，我国中医药健康服务主要还是以医疗、中医药批发零售为主，中医药教育、科技水平仍然不高，养老、健康（医疗）旅游领域的中医药健康服务特色不明显，中医特色康复和中医养生保健、中医药健康管理尚不能脱离中医医疗服务的"干扰"，贸易、文化传播等新业态则更是处于探索阶段，已落地实施的项目偏少。

在丰城市的中医药健康服务调查中，我们发现由于中医药健康服务业发展时间短，没有可供借鉴的经验，结果导致整个行业呈现不平衡、不充分的发展态势。中医药健康服务涉及养生保健、特色康复、养老、旅游、文化、贸易、管理、支撑产业八大领域，调查表明，目前八大领域中发展基础较好的主要以养生保健和支撑产业中的种植业为主（无论是企业还是个体，均有超过 90％的机构涉足这两大领域）；中医药健康养老、中医药健康管理还处于起步阶段；其他如旅游、贸易、文化传播等则更是处于发展的萌芽期，还有待精心培育和深入探索。

二、发展资源不足

（一）人力资源短缺明显

人才方面的问题主要体现在三个方面：第一，从数量上看，专业人才明显不足；第二，从质量上看，从业人员整体素质不高，大多数从业人员仅有初高中文化水平。第三，从结构上看，供给与需求匹配度不高，院校培养的学生找不到工作与企事业单位招不到人并存。

究其原因，一方面是当前我国高等院校人才培养体系改革相对进展缓慢，人才培养严重滞后于行业发展需求导致的结果。另一方面也与企业内部职业培训不系统、不健全、不规范密切相关，与行业组织继续教育体系不健全有关。

随着人民生活水平的不断提高、老龄化社会的来临及疾病谱的演变，医疗服务逐渐由对基本病种的治疗向慢性病、多发病、新增病种和难治重大疾病转化。面对中医预防保健、慢病防控与康复等新型医疗服务领域对人才的大量需求，中医药人才队伍建设从数量、结构、质量上还不能充分满足日益增长的社会需要，人才队伍建设已经成为制约中医药事业和健康服务业发展的关键。

中医药人才成长有其特殊性和规律性，但由于在中医药教育教学过程中存在重理论、轻实践，重现代医学知识、忽视中医基本理论、基本技能的培养训练而缺乏中医思维的培养的现象。同时，高等教育的课程体系、教材内容及教学模式还不能充分体现中医药人才成长规律。中医药继续教育尚未完全覆盖农村、城市社区，培训质量尚待进一步提高。

与城市大医院相比，我国城乡基层卫生人才相对缺乏，在中医药人才分布上，这种差异更为突出。同时，由于历史原因，城乡基层中医药队伍的整体素质不高，学历偏低，技术骨干匮乏，尤其是村卫生室低学历、低职称人员的比例更高，中医药人才数量和质量上都需要更大的提高。

（二）技术创新水平不高

当前中医药健康服务行业智能化、智慧化、网络化程度不高，技术研发投入不足，技术水平不高。其主要原因有以下两方面。

1. 企事业单位在技术创新等方面投入有限

大部分中小规模的企业没有自己的科研团队、机构，研发投入占销售收入的比重不足 5%，甚至不足 1%，与国际领先企业研发投入相比相差很大。大多数企业没有几个专利，原创性研发成果几乎没有，逐步沦为中药"加工基地""销售商"。研发投入低、人才严重不足导致技术含量低，工艺、装备、技术不够先进，对外部知识产权依赖度太高，没有太多拥有自主知识产权的产品，产品可复制性太明显，核心竞争力不足。

2. 科技创新管理体制和运行机制问题有待优化

突出表现在三个方面：一是产学研用脱节，没有形成协同创新的"合力"，特别是企业在创新中的"主体"作用尚未得到充分发挥。二是科研院所、高校等"事业"单位科技创新约束条件太多，特别是经费使用、绩效评定等方面，限制了科研工作积极性和产出效率、效益。三是科技创新相关资源配置不够合理，资源浪费与重复建设仍然较为普遍，如何合理、有效规划仍是发展面临的重大问题。

（三）信息资源共享不足

1. 不同领域信息缺乏共享

不论是行业发展信息还是行业监管信息，仍然非常明显地存在"信息孤岛"现象。以中药为例，国内尚未建立一个统一的中药信息平台，以便为政府、医药行业协会、医药生产流通企业、医院及大众提供相关的中药查询、追溯等相关服务。同时，医药生产企业的信息化水平参差不齐，信息系统不完整，多以企业内部生产供应链为核心，药品行业没有形成统一的编码及使用标准，很难形成对医药行业的大数据分析。

2. 行业统计信息共享不足

由于部门之间信息缺乏有效共享，导致信息收集又存在诸多的"重复建设"。比如要建立单独的"中医药健康旅游"或"中医药健康养老"信息系统，就可能与现有的中医药、旅游、养老系统出现重叠。因此，如何协调部门间的关系，通过在相关统计中增加字段或增加行业分类辨识码、多方合作收集数据的方式，仍是行业统计的重中之重。

三、整体质量不高

（一）经营规范化程度不高

一是部分机构经营规范建设意识淡漠，既缺少专业合格的管理人员，也没有制定系统科学的管理制度。由于小微企业偏多，监管难度大，行业最小"细胞"层面的"不规范"使整个行业的规范化水平提升成为"无本之木"。

二是部分行业不规范行为仍屡见不鲜。比如在中医药健康服务与中医医疗及娱乐服务边界模糊不清的情况下，个别企业"打擦边球""挂羊头卖狗肉"，故意将中医药养生保健与中医医疗混为一谈，假借中医药健康服务之名从事的却是非法行医之实。还有一些企业在生产经营方面存在明显的虚假、夸大宣传问题，特别是夸大中医药健康服务之功效，导致消费者真假难辨，乃至上当受骗。

（二）行业经济效益相对不高

整体而言，中医药健康服务经过几年的发展，行业机构数量、从业人员数量明显增长，而且出现了一些盈利水平较高的企业。但总体上还是以小微企业为主，整理利润率偏低，资产规模有限，特别是一些新兴业态。有机构从业人员提出，中医药健康服务从业者需要做好3～5年基本不盈利的心理预期。而江西省实证调查显示，对企业、行业现状认可，发展前景看好者不足一半。

第三节　需方存在的问题

一、居民中医药健康素养急需提升

政府在提高公众中医药素养中处于主导地位。政府工作的根本任务是为人民群众服务，提升社会物质文明和精神文明的水平。而提高公众中医药素养，是提高社会文明程度的重要组成部分，加之提高公众中医药素养是一项社会系统工程，需要社会各方面的配合才能完成。政府掌握着社会公共权力，可以有效地整合、调配及利用社会资源，充当策划者、组织者、实施者的角色。当下，国家出台《"健康中国2030"规划纲要》《中医药发展战略规划纲要（2016—2030年)》《中华人民共和国中医药法》等系列法规文件，保障居民基本健康水平，促进中医药发展，提高居民基本健康素养。中医药学植根于中华民族深厚的文化土壤中，有着良好的群众基础。但随着西医学进入中国，逐渐动摇了人们原本根深蒂固的中医药学思想。作为服务大众健康的医学科学，如果失去了公众基础，其发展将会面临困境。虽然系列政策法规的出台在很大程度上推动了国内医疗卫生事业的发展，保障了居民的健康水平，但在促进居民健康素养提升，尤其是在居民中医健康素养方面，仍然存在较大不足，居民整体中医健康素养较为匮乏。根据统计结果，49.87％的居民具备基本健康素养，即得分率在60及以上，其中，58.37％的居民具备基本西医素养，仅有11.80％的居民具备基本中医健康素养，说明居民中医健康素养缺乏，居民中医药健康素养急需提升。

二、居民中医药健康信念急需坚定

传统中医学理论根植于"阴阳""五行"学说，《黄帝内经》充分吸取当时的哲学和自然科学成就，将"天人相应"的整体观和辨证观有机地结合起来，并在实践中得到发展，至今仍有效地指导着临床。古往今来，无数医家经历了成千上万个患者"大样本"式的临床案例观察与总结，从中摸索、归纳而成为既具有一定规律性又兼有个性的独特诊疗方式，形成了中医学。由于现代科技的突飞猛进，古老的中医学正面临着巨大的冲击。随着西方文化的不断传入，现代人的教育方式改变，对传统中医学产生信任危机也就不可避免。从当今几位否定或"反中医"人士的人文背景来看，无一不是接受"以物质为认识论中心"的西式教育之士，受自然科学影响至深，尤其是年轻人也受现代基础教育的影响，观察和认知世界也很难摆脱那种还原式的逻辑思维模式，对中医学的质疑就成了必然。

中医学是一门传统意义上的经验医学，经历了漫长的发展和演变，为中华民族的繁衍生息、民族昌盛及推动世界医学的发展做出了不可估量的贡献。经几千年的证实，它的作用已是毋庸置疑的，但又不是万能的，在其自身发展过程中总会有这样或那样的问题，甚至会被他人利用，成为被质疑或否定的"把柄"。一方面中医的有效性仍得到大多数国人的认可，另一方面中医知识的普及还不够深入，行业外对中医学缺乏正确的认识，常用西医标准衡量和评价中医等，同时也暴露出中医学自身还没有跟上时代发展的步伐，中医界内部也缺乏与时俱进的态度，这是影响中医学向前发展的最大硬伤，也是今天中医之现状。在中医药健康信念方面，仅有35.29%的调查对象很信任中医，30.09%的调查对象愿意将中医作为首选治疗手段，53.64%的调查对象愿意体验一些中医养生保健服务，6.75%的调查对象总是将所知道的中医药健康知识用于生活，9.65%的调查对象认为所学到的中医药知识对自身健康有帮助，说明居民对中医药健康信念不足，居民中医药健康信念急需坚定。

三、居民中医药健康服务需求急需挖掘

在中医药健康行为方面，仅9.78%的调查对象经常接受中医养生保健服务，9.65%的调查对象能经常获取中医药健康相关知识，7.02%的调查对象总是向他人推荐中医药知识。另外，调查显示，患有慢性病的调查对象对中医药健康服务并无需求。相似的调查（如"2017中国生命小康指数"调查）显示，有42.70%的调查对象表示首选西医，西医看不好再看中医，而只有17.70%的调查对象表示首选中医，中医看不好再看西医。

随着疾病谱的改变，慢性病的患病率逐年上升，但这一人群对中医药防控慢性病方面的优势还没有足够的认识，如中医养生作为中医药健康服务的重要内容，就是通过各种方法颐养生命、增强体质、预防疾病，从而达到延年益寿目的的一种医事活动。中医养生重在整体性和系统性，目的是提前预防疾病，治未病。但一项针对老年高血压患者的中医药健康服务

需求调查显示，老年人普遍认为中医药服务时间长、流程繁、效果慢，对中医"治未病"服务项目、原理和内涵了解甚微，而且认为只有患病才去治疗或接受中医"治未病"服务，没病去接受服务，会被标注患某一种疾病的标签。这说明居民对中医药健康服务需求不足，居民中医药健康服务需求急需挖掘。

第八章
江西省中医药健康服务行业的发展建议

第一节　行业发展战略的选择

一、江西省中医药健康服务 SWOT 矩阵及备选战略

中医药健康服务发展空间巨大，有着独特的发展优势和光明的发展前景，同时，其发展又因自身的不足和外部的威胁而受到限制。SWOT 分析是国际上常用的一种战略分析工具，S 和 W 主要分析中医药健康服务内部存在的发展战略方面的问题；O 和 T 主要是其外部环境的波动及相互之间的作用。通过分析，我们将所有的内部因素和外部因素进行融合，从而选择符合中医药健康服务发展的战略方案。

（一）优势

江西省作为全国重要的中医药资源大省，具有丰富的中药资源基础和底蕴、深厚的中医药文化沉淀，如在江西省境内形成了中医药理论丰富、著作丰硕、临床诊疗技术独特、传承久远的四大医学流派之一的"旴江医学"流派。江西省不仅名医辈出，而且中药业也十分发达，自古就以擅长传统饮片加工炮制、药材集散交易著称，形成了闻名全国的"樟树帮"和"建昌帮"的中药加工流派和全国十三大药帮之一的建昌帮。在当今国际和国内巨大的中医药市场需求背景下，江西省政府实施中医药强省发展建设规划，将中医药产业作为江西省经济发展的重大战略引擎，已成为江西省

极具发展潜力的朝阳产业,并取得了令人瞩目的成绩。

江西省中医医疗服务体系逐步发展健全和完善,实现了全省县级中医医院的全覆盖及基层医疗卫生机构中医诊疗的基本覆盖。同时,江西省中医药事业发展坚持传承和创新相融合,传承和创新能力不断增强,积极推进中医药人才培养体系建设,加快中医药人才培养。

(二)劣势

江西省中医药产业发展在取得辉煌成绩的同时,在中医药现代化和国际化进程中亦存在诸多不足。主要表现:发展水平不高,结构不平衡;发展资源有限,行为不规范;行业监管不足,环境待优化;居民认知有限,宣教待加强。该部分主要内容在上一章中已重点阐述,在此不再赘述。

(三)机遇

1. 政策引导强化

国家出台系列政策、法规扶持中医药振兴发展,是江西省振兴中医药产业、建设中医药强省的重大机遇。2009 年,国务院发布《关于扶持和促进中医药事业发展的若干意见》,把中医药作为促进社会发展、提高人民生活质量的重要途径;到 2015 年,相关文件中逐渐出现健康服务大类的新兴业态,进入"十三五"阶段,物联网、云计算和大数据等信息技术迅猛发展,互联网推动服务业快速发展,成为经济社会发展的领跑产业,中医药健康服务也逐步进入快速发展期。2016 年发布的《中医药健康服务发展规划(2015—2020 年)》,进一步强调充分发挥中医药特色优势,加快发展中医药健康服务,是全面发展中医药事业的必然要求,是促进健康服务业发展的重要任务,对于深化医药卫生体制改革、提升全民健康素质、转变经济发展方式具有重要意义。

2. 市场需求剧增

居民收入提升、消费观念改变,使中医药发展迎来市场机遇。人民群众健康观念日益增强,健康消费迅速升级,市场需求正在快速释放。2016 年,中药工业规模以上企业主营业务收入超过 8600 亿元,占全国医药工业的近三分之一。以大众最关心的健康养生为例,我国健康养生市场规模已经超过万亿元,商户数量超过 50 万家。仅 2015 年新增收录的商户数量中,养生保健商户的比例高达 57.9%，平均每位城市常住居民年均花费超过 1000 元用于健康养生。通过互联网关注健康养生的人群月度活跃用户超过 1000 万人，越来越多的人开始关注养生，互联网＋的浪潮下，中医药健康产业迎来了发展的黄金时期。

3. 社会认可度提高

中医药发展势头良好，正进一步被世界接受和承认。中医药已传播到近 200 个国家和地区，成为中国与世界各国开展人文、科技、文化交流的重要载体；日本、韩国、新加坡、阿联酋、澳大利亚、加拿大等多个国家承认中医的法律地位，加强对中医药管理；认可针灸法律地位的国家和地区越来越多；古巴、哥伦比亚、法国、美国、瑞士、日本、韩国、澳大利亚等多个国家和地区，将中医药纳入医疗保险范围，鼓励国民使用中医药。科学界发现中医药非常符合未来的医疗发展趋势，西方学者正加大投入对中医理论和中药资源的研究解读。据不完全调研统计，目前全世界的中医药相关研究机构（中国除外），广泛分布于欧洲、亚洲、非洲、南美洲、北美洲和大洋洲的几十个国家。

（四）威胁

1. 市场竞争激烈

各地区优先扶持发展中医药产业，市场开放程度提升，国内市场与国际接轨，造成中医药市场竞争态势越发激烈。国内各省（区、市）均高度重视中医药产业，纷纷制定中医药强省或类似计划，扶持当地中医药产业发展。江西省中医药产业主营业务收入在全国排名一度达到第二，但近年来已经被山东、甘肃、四川超越；药都樟树曾经是全国知名的药材交易中心，但与安徽"举全省之力"打造的亳州药材交易市场相比，无论是知名度还是交易量已经远远逊色。

2. 宣传与普及不足

国家早就提出"把健康融入所有政策""中医药惠及全人群、覆盖全生命周期"，但实际宣传执行效果有待进一步提高。中医药市场充斥大量不正规的从业人员和机构，市场上鱼目混珠，人们难以接触切实有效的中医药产品和服务，对中医药形成误解。以人们生活最密切的治未病产业、康复护理养老产业为例，由于产业概念不清、宣传不到位，社会上充斥着各种大小中医馆、中医体验中心、民间老中医，群众真假难辨，加上中医药自身的复杂属性，中医理论和中医药产品的界定没有统一，在相关研究和宣传方面引发人们对中医药的偏见乃至误解，中医药元素被滥用。

3. 中医药健康服务缺乏标准

调研表明，政府及相关职能部门虽然在加强行业监管方面做了大量工作，也取得了一定的成效，但由于监管主体不明、监管职责不清，结果导致体制机制建设方面还存在监管制度不健全、行业标准待规范等诸多问题。尤其在行业标准方面，无论是中央还是地方，均未出台相应的行业从业标准，行业准入缺乏依据，再加上监管制度的缺失，进一步导致了社会资本的盲目跟进，一定程度上影响了行业的整体质量和社会形象。

江西省中医药健康服务 SWOT 分析见表 30。

表 30　江西省中医药健康服务 SWOT 分析表

	优势	劣势
优劣分析	专业人才数量较大，中医药服务能力不断提升；民间资本活跃；医院设备设施较先进；医疗机构具备一定研发能力，有热敏灸等优势技术（服务项目）；医疗服务信息管理较规范，效率和共享度高；医疗机构具有一定规模、品牌优势；中医医疗服务发展好，物流有一定品牌、市场优势，养生保健发展快；各级政府高度重视旴江医学等传统优势	新型复合型人才少，高端人才缺乏，人才引进难；资本管理水平不高，实际投入资本有限；新业态设备设施落后；研发成果市场推广水平不高；新业态相关企业信息管理滞后，管理部门不清；规上企业较少；养老、旅游、文化、健康管理、对外贸易薄弱；管理方式滞后、思想不开放；传统医学优势挖掘不够

续表

机遇	SO 战略	WO 战略
来自中央政府的高度重视和推动；我国经济快速发展；收入分配改革的需求；中医药产业市场需求旺盛；中部崛起政策的提出与践行	发挥优势抓住机遇，利用中医药高速发展和国家政府的大力支持，扩大中医药健康服务发展规模	发挥优势，克服劣势，利用国家政府的助推力度，完善和填补发展过程中的不足，推动中医药健康服务的快速发展
威胁	ST 战略	WT 战略
国际、国内竞争力加剧；中医药健康服务发展遇到瓶颈；中医药健康服务标准不统一	利用优势，避免威胁，进一步推动中医药健康服务发展，助力中医药强省目标的实现	避免威胁，克服劣势，多元化发展中医药健康服务

二、发展战略确定

以《江西省中医药健康服务发展规划（2016—2020 年)》为蓝本，以江西省中医药健康服务发展现状为依据，确定发展战略。

1. 发展目标

围绕打造中医药强省战略，坚持以中医药科技创新为驱动，以中医医疗服务、养生保健、康复养老、健康旅游等为重点，推进中医药健康服务快速发展。

2. 战略任务

发展中医养生保健服务。建立健全养生保健机构，规范中医养生保健服务，开展中医特色健康管理。重点加强"治未病"服务能力建设。

健全中医医疗服务体系。实施中医医院标准化建设工程，提升基层中医药服务能力。重点加强提升基层中医药服务能力，打造国医系列建设工程。

创新中医特色康复服务。建立健全中医康复服务机构，拓宽中医特色康复服务渠道，做大热敏灸康复联盟品牌。重点推动中医康复（热敏灸）联盟建设。

发展中医药健康养老服务。建立健全中医药特色养老机构，促进中医药与养老服务结合。

培育中医药健康旅游产业。打造中医药健康旅游示范区，开发健康旅游精品路线和商品。重点打造糖尿病医疗康复养生中心建设。

推进中医药文化传播和开放发展。发展中医药文化创意产业，推进中医药文化交流传播，实施中医药开放发展战略。加强岐黄国医外国政要体验中心建设。

促进中医药健康服务支撑产业发展。扶持中药材种植加工，提升中药现代化水平。重点推动樟树药都振兴计划。

提升中医药科技创新能力。健全中医药科技创新体系，加强中医药基础与应用研究，加强中药新药研发和二次开发，支持相关制药设备和健康产品研发，积极发展"互联网＋中医药"。

第二节　发展对策建议

针对中医药健康服务发展空间巨大，但仍处于发展的初级阶段，在发展水平、经营行为、监督管理、引导支持等方面存在的问题，本研究提出如下建议。

一、丰富发展资源

（一）增强人力支持能力

鼓励有条件的高校开设中医药健康服务相关专业或课程，支持校企合作，共同培养相关专业技术人才。将中医药健康服务技能培训纳入国家职业教育培训体系，建立与中医药健康服务发展相适应的岗位培训、人才培养、考核评估等培训服务体系；鼓励高等院校及社会培训机构大力开展中医药健康服务技能培训，加快培养养生保健师、康复理疗师、美容美体师、针灸推拿师、中药药膳师、健康管理师、健康旅游引导员等高素质应用型专业技能人才。建立医疗机构与中医药健康服务机构在技术和人才等方面的合作机制，鼓励执业医师和护理人员到中医药健康服务企业和机构提供服务。

深入推进大众创业、万众创新，创新完善中医药人才培养模式，大力培养具有国际视野和拼搏精神的企业家、具有探索精神的创新型人才和从事先进制造的工程师与产业工人队伍，形成与三大变革需求相匹配的人才梯队。扩大国家创新创业人才项目在中医药产业的布局，设立中医药产业创新创业人才项目与引导基金，吸引国内外优秀人才投身中医药产业。实施高层次中医药人才培养"岐黄工程"。营造劳动光荣的社会风尚和精益求精的敬业风气，建设知识型、技能型、创新型劳动者大军。拓宽中医药健康服务人才岗位设置，逐步健全中医药健康服务领域相关职业（工种），推进完善健康服务技术人员多点执业制度试点，建立适应中医药健康服务发展的职业技能鉴定体系。建立以企业为中心、产教融合、校企合作的中医药技术技能人才培养模式，加快培养中医养生保健、康复、养老、健康管理等技术技能人才。破除束缚中医药人才发展的思想观念和体制机制障碍，依托人力资源服务产业园创新中医药产业人力资本服务模式，完善人才遴选评价激励保障机制，促进各类人才的高效流动，构建科学规范、开放包容、运行高效的中医药人才体系。

（二）加大金融扶持力度

一方面，积极拓宽企业融资渠道。拓宽中医药健康服务发展的多元化融资渠道，完善以政府为引导，以企业为主体，多形式、多渠道、多层次的资金投入体系；进一步放宽市场准入领域，继续简化项目审批环节，建立中医药健康服务重点项目审批"绿色通道"，积极引导社会各类资本进入中医药健康服务领域，平等参与养生、保健、康复、养老、旅游、贸易等中医药健康服务供给。

另一方面，设立专项扶持基金。加大对行业的金融扶持力度，尽快落实扶持基金，鼓励中医药健康服务相对集中的市、县（区）发起设立"中医药健康服务专项发展基金"，专门支持中医药健康服务优强企业及新业态相关企业加快发展，重点支持相关企业的兼并收购、技术转让和产品研发。鼓励银行开设"中医药健康服务金融服务绿色通道"，破解企业融资难题，清除企业融资障碍，逐步将提供中医药健康服务的非公机构纳入财政专项资金引导和支持范围。研究制定中药材土地流转专项政策，建立中药材扶持基金及其他优惠政策，加强对中药材种植的扶持力度。

（三）强化发展信息支撑

近年来，国家高度重视信息化工作，成立中国共产党中央网络安全和信息化委员会，做出实施网络强国战略、云计算创新发展、大数据战略、物联网健康发展、"互联网＋"行动、人工智能规划等一系列重大决策部署，开启了我国信息化发展新征程。围绕中医药医疗、保健、科研、教育、产业、文化、国际合作等重点领域，从惠民服务、业务协同、业务监管等方面，引导和鼓励社会力量参与，突破健康大数据分析、物联网、人工智能等关键技术应用，研发人机协同的智能诊疗助手、健康管理可穿戴设备和家庭智能健康检测监测设备，扩建或新建一批体现中医药特色、满足中医药业务需求的信息系统，建设以中医电子病历、电子处方为核心的基础数据资源库，建立完善中医药信息统计制度，与国家卫生健康委员会建立健康医疗数据共享机制，为公众提供个性化、多元化、高品质的中医药服务。

"互联网＋"是人类社会迄今最深刻的一次技术和产业革命，云计算、大数据、移动互联网、人工智能等信息技术创新成果与经济社会、中医药健康服务全方位深度融合，催生我国经济社会发展新形态、中医药健康服务新业态。加大对互联网＋中医药健康服务支持力度，积极推动建立国家、省级中医药健康服务大数据体系，深化医疗大数据在中医药健康服务相关领域的应用，推动中医药智能诊疗、服务系统开发和应用。通过远程医疗、APP等提高诊疗信息共享。

二、优化行业管理

（一）优化政策引导

1. 强化规划引导

由相关机构牵头，充分利用政府、企业、高校、科研院所的智库力量，研究制定行业中长期发展规划，做好行业发展顶层设计。发展规划要站位高远、目标明确、措施得力，确保行业发展真正落到实处。加快编制统一衔接的中医药健康服务行动计划，切实把中医药健康服务创新能力建设纳入经济社会发展的重要议程，结合实际认真抓好计划的落实，形成上下一盘棋的行业发展格局。

2. 丰富政策工具

一方面，要增加对需求研究、需求挖掘方面的政策工具的使用，更大程度上鼓励政府、社会、市场找准居民市场需求。另一方面，着力推进行业发展基础知识、理论、技术、方法的研发支持力度，扎牢行业发展的根基。

（二）优化监管体系

1. 构建联合监管机制

成立中医药健康服务发展领导小组，建立联席会议制度，统筹协调不同部门的管理职能，强化中医药健康服务各领域间的融合发展和整体联动，及时研究和解决行业发展过程中遇到的重大问题、重大事项，形成推动全国中医药健康服务业协调发展的强大合力。同时，加强现有各监管部门之间的协作，将中医药健康服务管理相关政府职能纳入中医药主管部门的职能范围，强化中医药主管部门对中医药健康服务管理相关职能，统一规划、统筹协调，集中研究解决问题，引导和调动地方的积极性，形成各级联动、部门协同的工作机制。

2. 完善监管规范

加快研究制订机构、人员、技术、产品等方面的行业服务标准，尽快形成一批相关行业服务规范，以此提高行业服务质量，提升行业服务水平，规范行业服务行为。在充分考虑行业发展特点、地方经济发展水平及行业社会需要的基础上，地方政府应会同行业监管部门尽快出台行业准入标准，适度提高行业准入门槛。支持优强企业联合行业协会、专业研究机构制订行业技术标准。以行业服务、准入与技术标准为依据，强化行业准入监管，以此提升行业服务质量和社会形象。

3. 充实监管力量

在明确监管主体的前提下，在条件许可的情况下，及时充实监管力量。在此基础上重点强调过程监管。将过程监管纳入监管部门考核体系，提高相关部门对过程监管的重视程度。拟定过程监管制度，明确过程监管目标，制定过程监管措施，强化过程监管手段，及时更新企业运行信息，对于停业、改业或者歇业的企业，要及时跟进，了解原因，掌握信息，做好后期监管工作。对监管人员进行定期和不定期的相关业务培训，提升监管人员的业务水平。

4. 推动专项监管

联合广告执法部门加大对违规广告宣传监管，以部门审查与许可的方式，杜绝出现夸大宣传和过度宣传现象；对滥用中医药名义、过度强调疗效的宣传口号予以制止。加大行业监管和执法力度，严格规范中医药健康服务类广告和相关信息发布，严厉打击假借中医药健康服务名义的虚假宣传、不实报道和非法行医行为；充分厘清中医药健康服务与中医医疗及娱乐服务之间的边界，坚决杜绝"打擦边球"现象的发生。

（三）强化主体意识

依托行业自律组织，建立相关企业诚信经营、服务制度，强化企业自我管理、自我规范；强化企业外部监管，加快建设中医药健康服务信息共享交换平台，鼓励和引导企业自愿公示更多生产经营数据、销售物流数据等，帮助监管机构构建大数据监管模型，以此对企业进行关联分析，使监管主体能及时掌握企业经营行为。

建立负面清单制度，将中医药健康服务机构及其从业人员诚信经营和执业情况纳入统一信用信息平台，引导行业自律。提高政府科学决策和风险预判能力，并通过建立失信联合惩戒机制等，加强对市场主体的事中事后监管，主动发现违法违规现象，提高监管部门监管能力。进一步发挥行业组织在行业自律、第三方评价等方面的重要作用。

三、提升产业质量

（一）促进行业融合发展

积极推动中医药健康服务跨界融合，促进中医药健康服务与养老服务、旅游产业、体育产业的融合，积极打造全国性中医药健康旅游、健康养老、体医融合的示范区、示范基地、示范企业、示范产品，以居民养老、旅游、健身的"旺盛"需求带动中医药产业发展。《中医药发展战略规划纲要（2016—2030年）》（以下简称《纲要》）明确了未来十五年我国中医药发展方向和工作重点，提出要大力发展中医养生保健服务，加快服务体系建设，提升服务能力，促进中医药与健康养老、旅游产业等融合发展。《纲要》提出，发展中医药健康旅游服务。推动中医药健康服务与旅游产业有机融合，发展以中医药文化传播和体验为主题，融中医疗养、康复、养生、文化传播、商务会展、中药材科考与旅游于一体的中医药健康旅游。开发具有地域特色的中医药健康旅游产品和线路，建设一批国家中医药健康旅游示范基地和中医药健康旅游综合体。加强中医药文化旅游商品的开发生产。建立中医药健康旅游标准化体系，推进中医药健康旅游服务标准化和专业化。举办"中国中医药健康旅游年"，支持举办国际性的中医药健康旅游展览、会议和论坛。《纲要》提出，发展中医药文化产业。推动中医药与文化产业融合发展，探索将中医药文化纳入文化产业发展规划。创作一批承载中医药文化的创意产品和文化精品。促进中医药与广播影视、新闻出版、数字出版、动漫游戏、旅游餐饮、体育演艺等有效融合，发展新型文化产品和服务。

积极推动教育、科研与中医药健康服务融合发展。大力推动院校教育改革，积极推动产教融合，支持企业、院校合作办学，强化院校教育与市场的融合，构建符合行业规律和发展需求的人才培养体系，实现中医药健康服务人才的供需对接。大力推进科研管理体制机制改革，强化科技创业、科技成果转化、知识产权权益分配、人事制度改革等，通过加大激励力度，激发科技人才动力、活力，逐步提高中医药健康服务及其支撑产业的技术含量。到 2030 年，以中医药理论为指导、互联网为依托、融入现代健康管理理念的中医药健康服务模式形成并加快发展，中医药在治未病中的主导作用、在重大疾病治疗中的协同作用、在疾病康复中的核心作用得到充分发挥，中国特色健康服务蓬勃发展，人民群众得到更多实惠。

（二）培育重点龙头企业

一方面，遴选行业中有一定基础的企业，依托其现有的品牌、技术、资金等优势，引导其通过创新开发、并购重组、产能提升等方式，创新产品开发，建立现代管理制度，完善市场营销体系，拓展新领域新业态，做强做大企业规模，全面提升企业的核心竞争力和品牌效应，力争将其打造成在国内有一定竞争力和影响力的重点龙头企业。

另一方面，鼓励构建中医药健康服务共同体（以下简称"健共体"），通过不同领域机构的"内部化"，打造行业发展的"航空母舰"，带动行业发展水平的提升。鼓励连锁经营，加大对规模以上的连锁机构的扶持力度，以连锁机构带动行业健康发展。

2020 年 6 月，山东省临沂市平邑县依托覆盖全县中医药健康服务的"一张网"，积极进行中医药健康服务体制和运行机制探索，由县中医医院牵头，全面推行"421"（四个中心、两个平台、一个体系）运行模式的中医药健康服务共同体。

设立"四个中心"。设立县级中医药诊疗服务中心，将县中医医院、县人民医院、县妇女儿童医院等县直各医疗单位的知名中医药专家统一纳入服务中心专家库，实行分工负责，定期到下级医疗机构坐诊查房，承担远程会诊接诊、共享处方审核、重大疑难疾病施治、对下级医疗机构进行业务指导等。设立全县中药饮片同质化采购管理中心，对"健共体"各成员单位所需的中药饮片实行质量控制和定期集中采购。设立全县中医药人才培养和中医适宜技术培训推广中心，与乡镇卫生院骨干中医人员签订带徒协议，每周临床教学一天，并定期进行考评。通过举办培训班、专题讲座、实践带教等形式，对全县乡村医生进行中医药技能和中医适宜技术培训，提升基层中医药人员的服务能力。设立中医药健康服务共同体运行管理中心，具体负责全县中医药"健共体"的工作协调、日常监管、绩效考核、业务指导等。

构建"两个平台"。依托全县中医药健康服务资源和信息网络技术，搭建全县中医药管理服务信息平台，对各成员单位现有的信息网络进行软件升级，增加中医智能云系统、会诊视频系统、共享处方传输及审核系统、共享中药房管理系统及"中医365"APP双向转诊系统等，为实现中医服务同质化运行提供了信息技术支撑。搭建全县共享中药智能配送平台，加快共享中药智能配送网络体系和设施建设，对中医药"健共体"内使用的中药饮片，以共享处方智能配送、共享中药房管理等方式，统一质量标准，统一集中采购，统一存贮配送，实现了中药饮片县域供给的同质共享目标。

完善"一个体系"。把医疗、医药、医保进行深度融合，构建"三位一体"中医药"健共体"运行保障体系。在医疗服务方面，通过名医下乡巡诊、网络远程会诊、师承带教传诊和名医专家共享、诊疗设备共享、乡镇国医堂及中医特色卫生室纳入县中医医院统一科室管理等措施，保障了县乡中医诊疗服务能力和水平县域同质化。在中药供给方面，通过共享处方、共享中药房及第三方物流配送，直接将医生开出的中药饮片或制剂配送到患者手中，保障了"健共体"内中药供应县域同质化。在医保政策落实方面，加大对门诊和住院患者使用中草药及中医适宜技术治疗报销力度，提升乡镇卫生院及村级卫生室中医诊疗报销比例，减轻了患者的费用负担。

四、强化宣传引导

（一）加大宣传力度，营造良好发展氛围

各级政府高度重视相关政策的宣讲和传达工作，成立专门的机构，安

排专门的人员，将政策的宣讲和传达工作落到实处；充分利用广播电视、报纸、杂志及互联网等传统媒体和新兴媒体，开展多形式、多渠道的宣传教育活动，广泛深入宣传中医药健康服务理念，让更多的人认识、了解并接受中医药健康服务；举办中医药健康服务博览会、发展峰会、学术论坛等行业性交流宣传活动，吸引更广泛、更丰富的资源和力量参与中医药健康服务业发展。上医医未病，下医医已病，未病先防，既病防变，瘥后防复，传统中医药把预防疾病发生放在首位，形成了天人相应、顺应自然、调畅情志、食饮有节、起居有常、动静结合的养生观。鼓励医疗卫生机构、社区、企业、社会团体研究、开展中医药养生活动，不仅能让百姓防病、治病，而且使中医药走进千家万户，更贴近民众。

（二）提升居民素养，带动供给侧结构性改革

中医药健康文化素养水平的提升对公民自身和国家卫生健康事业有重要意义。对个人来说有助于提高公民自身的健康观念，促进个人健康生活方式的形成。从宏观角度来看，有助于将以治病为中心的健康理念转变为以健康促进为中心，适应新医改"战略前移""中心下沉"的需求。因此，大力开展中医药健康文化素养促进行动，切实提高全民中医药健康文化素养水平，一是引导人民群众提高中医药健康养生保健意识，形成积极、正确的中医药健康服务消费观念，努力营造全社会共同关心、支持中医药健康服务业发展的良好氛围。二是探索将养生、保健、康复、旅游、健康管理等中医药健康服务项目纳入医保报销目录，给予中医药健康服务国民待遇，激发居民使用热情。三是探索建立不良诚信企业（机构）黑名单制度和不良信用者强制退出机制，创造一流的中医药健康服务营商环境和消费环境，减少"劣币驱逐良币"现象。

主要参考文献

［1］包利荣，曾传红，于琦，等．重度老龄化趋势下浙江省中医药健康养老服务现状分析与对策［J］．中国中医药图书情报杂志，2018，42（06）：7-11．

［2］陈文．卫生经济学［M］．北京：人民卫生出版社，2017．

［3］陈旭华，齐鹏飞，余晓庆．中医药文化发展现状——以亳州地区为例［J］．中国城市经济，2011（12）：313-313．

［4］狄昌娅，竺杏月．江苏省中医药服务贸易发展现状与创新模式研究［J］．知识经济，2016（2）：50-51．

［5］付爱文．浅谈老年人面临的护理问题及对策［J］．按摩与康复医学旬刊，2011，2（2）：160-161．

［6］郭清．中国健康服务业发展报告（2015）［M］．北京：人民卫生出版社，2016．

［7］国家统计局．健康服务业分类（试行）［EB/OL］．http：//www.stats.gov.cn/statsinfo/auto2073/201406/t20140606_564763.html．

［8］国家统计局．健康产业统计分类（2019）［EB/OL］．http：//www.stats.gov.cn/tjgz/tzgb/201904/t20190409_1658560.html．

［9］国家卫生健康委员会．1993年第一次国家卫生服务调查产出表［EB/OL］．http：//www.nhfpc.gov.cn/mohwsbwstjxxzx/s8211/201009/49135.shtml．

［10］国家卫生健康委员会．2013第五次国家卫生服务调查分析报告［EB/OL］．http：//www.nhfpc.gov.cn/mohwsbwstjxxzx/s8211/201610/9f109ff40e9346fca76dd82cecf419ce.shtml．

［11］国家卫生健康委员会.2018 中国卫生健康统计年鉴［M］.北京：中国协和医科大学出版社，2018.

［12］国家中医药管理局.国家中医药管理局办公室关于印发《中医药发展战略规划纲要（2016－2030 年）实施监测方案》的通知［EB/OL］.http：//gcs.satcm.gov.cn/zhengcewenjian/2018－11－08/8253.html.

［13］国家中医药管理局.国家中医药管理局关于继续执行全国中医医疗管理统计报表制度的通知［EB/OL］.http：//www.satcm.gov.cn/yizhengsi/gongzuodongtai/2018－03－24/2685.html.

［14］韩颖萍，河南省中医药研究院.中医养生保健在我国的发展现状及思考［J］.世界中西医结合杂志，2014，9（9）：998-1000.

［15］胡荣，肖和真.中国城市老年人健康影响因素分析［J］.贵州师范大学学报（社会科学版），2016（5）：39-49.

［16］黄雨婷，王华，樊志敏，等.江苏省中医药文化旅游现状及发展研究［J］.中国中医药信息杂志，2018，25（6）：11-13.

［17］江军民，陈中文.蕲春县李时珍中医药文化产业发展现状及对策［J］.当代经济，2013（2）：100-102.

［18］李承希，徐奇，黄品贤.浦东新区社区居民中医药服务利用状况及影响因素分析［J］.中国初级卫生保健，2017（3）：19-20.

［19］李红丽，丁俊凌，陈勋宇.河南省部分乡村卫生机构中医药服务状况调查［J］.中国中医药信息杂志，2013，20（2）：1-3.

［20］李黎.中医养生保健发展现状与问题探讨［J］.中医药管理杂志，2017（13）：10-11.

［21］李鲁.社会医学［M］.北京：人民卫生出版社，2017.

［22］梁万年.卫生事业管理学［M］.北京：人民卫生出版社，2017.

［23］罗莉.我国中医养生保健的发展现状探讨［J］.中西医结合心血管病杂志（电子版），2018（2）：17-20.

［24］毛嘉陵.中国中医药发展报告［M］.北京：社会科学文献出版社，2019.

［25］毛京沭，周建芳，舒星宇．中国东、中、西部地区农村老人健康状况及影响因素分析［J］．中国公共卫生，2018（3）：342-345.

［26］彭国强，陈海英，蔡飞跃，等．中医药服务现状调查与分析［J］．中国实用医药，2011，06（12）：254-255.

［27］彭海媛，朱祥枝，洪凡，等．福建省发展中医药文化产业现状及对策研究［J］．中国医药导报，2014（28）：120-123.

［28］商务部．关于开展中医药服务贸易统计试点工作的通知［EB/OL］．http：//fms. mofcom. gov. cn/article/a/af/201901/20190102830233. shtml

［29］申俊龙，汤少梁．中医药政策学［M］．北京：科学出版社，2017.

［30］司富春，宋雪杰，高燕．我国中医养生保健发展的现状及思考［J］．中医研究，2013，26（7）：1-3.

［31］童元元，赖南沙，张华敏，等．北京市中医养生保健机构现状调研［J］．中国中医基础医学杂志，2016（4）：492-493.

［32］王云丽，官翠玲．湖北省中医药服务贸易现状及对策探析［J］．当代经济，2016（4）：74-76.

［33］吴玉韶．中国老龄事业发展报告（2013）［M］．北京：社会科学文献出版社，2013.

［34］徐喆，黄雪华，秦天一，等．中医养生保健服务体系发展的现状探讨［J］．中国中医药现代远程教育，2019，17（9）：44-45.

［35］于东东，尤良震，陶春芳，等．皖南区域中医药健康旅游现状调查研究［J］．亚太传统医药，2015，11（13）：1-4.

［36］张杰平，魏梁，程俊杰．我国中医药服务贸易现状及政策建议［J］．商业文化月刊，2008（1）：395.

［37］张小凡．江苏省中医药服务贸易现状及发展策略分析［J］．江苏中医药，2015（6）：63-67.

［38］赵凤丹，李莹颖，欧阳亚楠，等．北京市社区卫生服务中心中医药服务状况分析［J］．医学与社会，2016，29（5）：39-41.

［39］赵慧玲，吴云，刘新燕．中医药文化在美国发展现状及展望［J］．

世界中医药，2017（02）：205-208.

　　［40］郑丽红，刘雅芳，王琳晶，等．新形势下中医药文化发展现状研究［J］．世界最新医学信息文摘，2019，19（6）：67＋69.

　　［41］周少甫，范兆媛．年龄对医疗费用增长的影响：基于分位数回归模型的分析［J］．中国卫生经济，2016，35（6）：65-67.

附录 1　中医药健康服务研究方案设计

一、研究目标

（一）研究目的

以《中医药健康服务统计调查制度》和居民中医药健康文化素养调查相关制度为基础，采用问卷调查、现场访谈等方法，收集江西省中医药健康服务供给、需求相关数据，结合统计年鉴数据、政策文献数据，验证与优化中医药健康服务统计调查制度的同时，了解江西省中医药健康服务行业发展状况，特别是供给、需求和发展环境状况，探寻存在的问题，研制针对性策略，以期为行业发展出谋划策。

（二）具体目标

上述目的集中体现为验证与优化中医药健康服务统计调查制度、了解江西省中医药健康服务发展状况两大核心目标。

1. 验证与优化统计调查制度

通过实证数据收集状况，可以实现对研拟的《中医药健康服务统计调查制度》可行性进行评价。

2. 分析江西省中医药健康服务发展状况

以相关统计数据和现场调查数据为基础，分析江西省中医药健康服务供给、需求与发展环境状况，为行业监管、投资决策、企业提升、行业研究提供数据支撑。

二、研究内容

（一）理论研究

1. 中医药健康服务的界定研究

研究以中医药、健康服务、健康养老服务、健康需求与卫生服务需求等基础概念的解析为基础，结合相关政策和学术研究的描述，特别是《中

190

医药健康服务发展规划（2015－2020)》中对中医药健康服务的界定，明确界定中医药健康服务的概念和范畴，并据此明确该行业的主要构成（本研究称之为子行业）。

2. 中医药健康服务供给与需求指标设计

其核心是构建中医药健康服务供给、需求的测度指标，回答"用什么指标表达中医药健康服务需求状况""用什么指标描述中医药健康服务供给状况"的问题。为此，研究分别采用相关统计分类与文献分析详解、概念操作化与文献分析结合的方式构建供给、需求表达指标，并通过专家咨询对指标进行修正完善，从而明确选用指标的含义、数据来源等。

（二）实证研究

1. 江西省中医药健康服务发展现状分析

采用现场调查、访谈、统计资料分析等方法，了解江西省中医药健康服务供给、需求与环境状况，并据此分析江西省中医药健康服务业发展中存在的问题及应对策略。

（1）供给状况分析：以《中医药健康服务统计调查制度》为基础，结合现有医疗机构、教育机构、中药产业等相关统计制度，收集中医药健康服务企业服务领域（范围）、经济指标（包括资产、收支、人员、服务量等信息）及企业负责人对企业运行状况的评价信息，以分析行业发展状况及问题，评判行业发展活力。

（2）需求状况分析：借鉴全国卫生服务调查和居民健康素养调查、中医健康文化素养调查等相关调查制度，自设调查问卷，采用现场调查、统计数据二次开发相结合方式，收集江西省居民中医药健康服务需求及影响因素状况，研判行业发展潜力。

（3）发展环境分析：在文献分析、政策研读和统计资料分析的基础上，以江西省为例，分析中医药健康服务发展所处的政策、经济、社会、人口与技术环境状况，发现行业发展存在的机遇与挑战，明确行业发展动力，为优化行业发展政策提供参考。

2. 江西省中医药健康服务问题与对策分析

（1）问题分析：根据供给、需求、环境现状分析结果，并结合三者及与周边省份相比，以发展需要、人民需求、政策期望为依据，按照"预期与实际的差距就是问题"的标准，探寻江西省中医药健康服务发展中存在的问题。

（2）对策研制：依据行业发展存在的问题及其形成原因、机理的分析，结合专家咨询与访谈、关键知情人访谈等，提出行业发展的建议。

三、研究方法

（一）资料收集方法

1. 现场资料收集方法

采用集中作答、入户调查等方式，由调查对象自填完成问卷；调查对象不能独立完成填写的，采用面对面询问方式调查。其中，医疗卫生机构调查由当地卫生主管部门负责协调，养老机构调查由当地民政部门负责协调，其他企业（个体）现场调查由当地市场局负责协调；居民调查由样本点村（居）委会负责协调；问卷收集、整理由江西中医药大学负责。

（1）问卷调查法：通过自设问卷，对江西省中医药健康服务供方、需方、监管方进行调查，主要包括三方面：一是以《中医药健康服务统计调查制度》为基础，设计《省域（江西）中医药健康服务统计调查问卷（供方问卷）》，通过现场填写问卷的方式，收集相关指标数据，分析中医药健康服务机构经营状况；二是借鉴第五次卫生服务调查的家庭健康调查问卷和公民中医药健康文化素养调查问卷的相关内容，设计《省域（江西）中医药健康服务统计调查问卷（需方问卷）》，分析居民中医药健康服务需求；三是通过自设的《省域（江西）中医药健康服务统计调查问卷（政府问卷）》，了解不同地域中医药健康服务发展经济、社会环境及不同层级政府工作人员对中医药健康服务发展的了解、支持程度。

（2）现场访谈法：主要是在问卷填写过程中，通过对相关人员的访谈，了解问卷上没有完全体现的内容，主要包括通过对政府工作人员的访谈，了解政策制定、宣传及执行情况；通过与从业人员的深度访谈，了解机构生产经营情况、面临的困难及其对行业发展的建议等；通过对调查地区居民的访谈，了解其对中医药健康服务的需求与看法。

2. 文献资料收集方法

采用对相关文献和政策进行检索、搜集、整理与分析的方式，对研究中相关内容的概念进行界定，获取行业内外对行业统计工作制度、指标的相关研究结果，辅助确定调查内容、调查路径，分析我国中医药健康服务统计工作的建议，以及我国中医药健康服务发展现状与问题。

（1）政策分析法：主要梳理近十年国内关于健康服务相关的政策文本，包括国家中医药相关政策、各省关于中医药健康服务的相关政策内关于中医药健康服务的相关界定、指标划分、政策支持力度和政策发展方向，为研究提供政策依据和方向引领。

（2）文献分析法：主要梳理各大数据库中（包括中国知网、万方、维普等中文网站）关于中医药服务业相关的期刊文献资料，整理学者对中医药服务相关的研究重点和难点及研究不足等空白领域，同时梳理学者的研究方法和相关指标界定、概念界定等内容，为本研究提供相关理论支撑。

（二）资料分析方法

1. 文献研究法

通过政策文件、学术文献和统计资料了解江西省中医药健康服务发展状况，分析行业环境。具体体现在三个方面：一是通过对现有统计年鉴、部门工作报告与总结等资料的二次开发，分析地区中医药健康服务发展现状、需求状况与发展环境；二是借鉴相关行业统计调查文献，为统计调查路径优化提供借鉴；三是借鉴相关文献，梳理中医药健康服务发展问题，提出政策建议。

2. 统计分析法

通过将收集的问卷进行整理，利用 Excel2013 进行数据双录入，检验数据录入一致性，采用 IBM SPSS22.0 及 logistic 回归分析、卡方检验、Logistic 回归分析等，再对相关结果进行统计描述，对相关影响因素进行统计分析，得到调研结果，提出建议。

3. 政策工具分析法

将收集的政策进行梳理，采用政策工具分析法对相关政策进行整理分析，找出政策问题和政策发展趋势，评价政策实施效果，提出政策建议。

4. SWOT 分析法

将与研究对象密切相关的各种主要内部优势、劣势和外部的机会和威胁，通过调查列举出来，并依照矩阵形式排列，然后用系统分析的思想，把各种因素相互匹配起来加以分析，从中得出一系列相应的结论，依据相关结论提出相关政策建议。

（三）质量控制方法

1. 调查准备阶段控制

江西中医药大学调查组确定负责人、协调员、质控员、数据管理员，明确工作职责。调查实施前，明确相关统计指标具体解释，提高调查员的指标认知一致性；制定调查实施方案，编制统一的调查方案、操作手册，组织调查人员培训，提高调查规范度。

2. 现场调查阶段控制

严格按照调查方案、调查手册，使用统一的调查表格（问卷）开展调查。原则上由调查对象根据自己情况与理解作答。原则上，调查员不对指标进行解释，由调查对象自行完成（自行选择）。遇到被调查对象各种原因，无法理解指标本身时，调查员只能按照问卷指标对指标、选项本身进行适当解释，但必须忠于原意，并且不能使用诱导性、暗示性语言。

问卷填写完毕后，由县（市、区）调查负责人审核无缺漏、逻辑错误后签字确认；质控员对数据填写完整进行审核，并抽取 15 份问卷进行审核，不合格问卷 10％及以上者视为调查不合格，需重新调查。

3. 数据录入阶段控制

各县（市、区）负责人组织人员对问卷数据进行录入，并对录入结果负责。质控员对录入完整的数据进行抽查，每个县（市、区）随机抽取 15

份，进行二次录入，录入单元格数错误率超过 1‰的需重新录入。采用合适数据分析软件，对数据进行清理和逻辑校验，剔除不合格问卷。对不合格问卷较多的县（市、区）进行重点核查，若不合格率超过 1％，则视为调查不合格，需重新调查。

四、技术路线

以《中医药健康服务统计调查制度》为基础，借鉴中医药健康文化素养调查、居民健康素养调查、全国卫生服务调查和现有行业、部门统计制度，设计供方、需方调查指标与问卷，采用随机抽查、问卷调查、现场访谈相结合方式，收集行业发展信息，分析行业发展现状，为行业发展政策优化提供借鉴（图 12）。

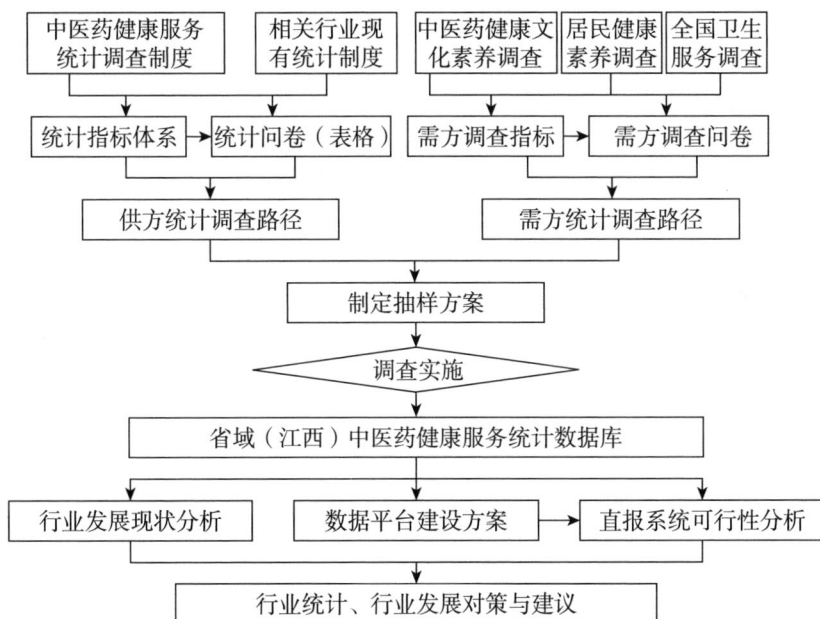

图 12　技术路线图

五、特色创新

1. 理论创新

研究以相关统计分类为基础，探索中医药健康服务统计分类及相关指标，有助于完善统计理论。研究以中医药健康文化素养调查等制度为参考，借鉴安德森模型等方法设计问卷，以分析江西省中医药健康服务需求状况，有助于完善需求理论。

2. 应用创新

研究以中医药健康服务供给、需求、环境分析为基础，探索江西省中医药健康服务行业发展中的三方互动，有助于找到需求满足、供给改革、环境优化的综合平衡策略，满足人民群众对中医药健康服务的需求，同时促进行业发展。

附录 2　中医药健康服务调查问卷

主要调查对象及所用表格基本情况

县级	乡镇级	村级
县政府办工作人员 （G11） 县中医院 （S101－105） 县养老院 （S101－105）	街办人员 （G12） 街道卫生院（社区卫生服务中心） （S101－105/S208）＋（S301） 街道养老院 （S101－105/S208）＋S301	居委人员 （G13） 单位－规上 （S101－5/301） 单位－规下 （S201－S11/301）*
	街办人员 街道卫生院（社区卫生服务中心） 街道养老院	居委人员 单位（规上＋规下）
		居委人员 单位（规上＋规下）
	乡镇办人员 （G12） 乡镇卫生院 （S101－S105/S208）或 S208 乡镇养老院 （S101－S105/S208）或 S2031	居委人员 单位（规上＋规下）
		村委人员 单位（规上＋规下）
		村委人员 单位（规上＋规下）

说明：受篇幅等限制，表 S104－S105、S202－S211、G12－G13 及各表格后"主要指标解释"均省略。

表 S101 "四上"经营单位基本情况调查表

调查单位基本情况

单位名称

109	统一社会信用代码□□□□□□□□□□□□□□□□□□
103	行业类别（GB/T 4754－2017） 主要业务活动（或主要产品） 1 _____ 2 _____ 3 _____ 国民经济行业代码□□□□ 中医药健康服务产业代码□□□□（调查员填写）
104	报表类别 □ A 中医养生保健服务业 B 中国特色健康服务业 C 中医药健康养老服务业 D 中医药文化产业 E 中医药健康旅游业 F 中医药服务贸易业 G 中国特色健康管理业 H 中医医疗服务 I 中医药教育服务 J 中医药科技服务 K 中医药健康服务相关支撑产业
105	单位所在地及区划 _____县（区、市）_____乡（镇）_____街（村）____（门牌）号 区划代码□□□□□□□□□□□□ 城乡代码□□□（调查员填写）
106	单位注册地及区划 _____县（区、市）_____乡（镇）_____街（村）____（门牌）号 区划代码□□□□□□□□□□□□ 城乡代码□□□（调查员填写）
191	单位规模 □ 1 大型 2 中型 3 小型 4 微型
192	从业人员 从业人员期末人数_____人 其中：女性_____人
193	企业主要经济指标 营业收入_____千元 其中：主营业务收入_____千元 资产总计_____千元 营业税金及附加_____千元 其中：主营业务税金及附加_____千元
201	法定代表人（单位负责人） _____
202	开业（成立）时间_____年___月
203	联系方式 固定电话： 传真号码： 邮政编码： 电子邮箱： 网　址：

调查单位基本情况（续1）

205	登记注册类型　　□□□ 内资　　　　　　　　港澳台商投资　　　　　　外商投资 110 国有　　　　　　210 与港澳台商合资经营　310 中外合资经营 120 集体　　　　　　220 与港澳台商合作经营　320 中外合作经营 130 股份合作　　　　230 港澳台商独资　　　　330 外资企业 141 国有联营　　　　240 港澳台商投资股份　　340 外商投资股份 142 集体联营　　　　　　有限公司　　　　　　　　有限公司 143 国有与集体联营　290 其他港澳台投资　　　390 其他外商投资 149 其他联营 151 国有独资公司 159 其他有限责任公司 160 股份有限公司 171 私营独资 172 私营合伙 173 私营有限责任公司 174 私营股份有限公司 190 其他
216	是否台商投资（限港澳台商投资企业填报）　　　□　　1 是　　2 否
206	企业控股情况　　□ 1 国有控股　2 集体控股　3 私人控股　4 港澳台商控股　5 外商控股　9 其他
207	隶属关系　　□□ 10 中央　20 省（自治区、直辖市）　　40 地（区、市）　　50 县（区、市） 61 街道　62 镇　　　　　　　　63 乡　　　　　　　71 社区（居委会） 72 村委会　　　　　　　90 其他
208	营业状态□ 1 营业　2 停业（歇业）　3 筹建　4 当年关闭　5 当年破产 6 当年注销　　7 当年吊销　　　8 注册未经营　　9 其他
209	执行会计标准类别　　　□ 1 企业会计制度　2 事业单位会计制度　3 行政单位会计制度 4 民间非营利组织会计制度　9 其他

续表

210	执行企业会计准则情况　□
	1 执行《企业会计准则》　2 执行《小企业会计准则》　9 执行其他企业会计制度
211	机构类型　□□
	10 企业　20 事业单位　30 机关　40 社会团体　51 民办非企业单位
	52 基金会　53 居委会　54 村委会　55 农民专业合作社　90 其他组织机构
213	企业集团情况（限企业集团母公司及成员企业填写）　　本企业是 □
	1 集团母公司（核心企业或集团总部）
	2 成员企业——请填直接上级法人统一社会信用代码
	□□□□□□□□□□□□□□□□□□

调查单位基本情况（续 2）

ABC	房屋建筑面积_____平方米　　　　　业务用房面积_____平方米
	报告期间服务人数_____人　　　　　报告期间服务人次数_____人次
A01	期末会员人数____人
B01	病床数____张　　　　　　　　康复率____%
C01	健康档案建档率_____%　　　　　病床数____张
	若是养老机构，本机构是否有专职医务人员□　　　　1 有 2 无
	本机构是否有专门医务机构□　　　　1 有 2 无
	若无专门义务机构，是否与医疗机构签订服务协议或绿色通道□　　1 有 2 无
	若有协议，请写出协议单位名称：
D	中医药书籍种类_____种　　　中医药书籍数量_____本
	中医药广播节目数_____个　　　中医药广播收听率_____%
	中医药电视节目数_____个　　　中医药电视收视率_____%
	中医药文化表演活动场次_____人次
E	旅游人数____人
	其中：医疗旅游人数____人
	其中：国内医疗旅游人数____人　国外医疗旅游人数____人
	人均消费金额____千元

F	房屋建筑面积_____平方米　　　　业务用房面积_____平方米 服务人数_____人　　　　　　服务人次数_____人次 接受教育与培训的外国学生数_____人 主要进口国家：_____　　　主要出口国家：_____
G	报告期间服务人数_____人　　　　报告期间服务人次数_____人次 中医药健康保险保费_____千元
K01	批发和零售业企业经营形式□ 1 独立门店　2 连锁总店（总部）　3 连锁门店　9 其他
K02	零售业态　　　□□□□ **有店铺零售** 1010 食杂店　　　1020 便利店　1030 折扣店　1040 超市　　　1050 大型超市 1060 仓储会员店　1070 百货店　1080 专业店　1090 专卖店　1100 家居建材商店 1110 购物中心　　1120 厂家直销中心 **无店铺零售** 2010 电视购物　2020 邮购　2030 网上商店　2040 自动售货亭 2050 电话购物　2090 其他
K03	批发和零售业年末零售营业面积_____平方米

调查单位基本情况（续3）

		单位组织结构情况				

本法人单位是否有上一级法人　□　1. 是　2. 否

如为1，上一级法人统一社会信用代码 □□□□□□□□□□□□□□□□□□

上一级法人单位详细名称 _____

本法人单位绝对（相对）控股的下一级法人单位数 _____ 个

下一级法人单位情况：

214

序号	统一社会信用代码	单位详细名称	详细地址	联系电话
1				
2				
3				

序号	主要业务活动（或主要产品）	行业代码	从业人员期末人数（人）	企业法人营业收入（千元）	非企业法人支出（费用）（千元）
1					
2					
3					

产业活动单位数 _____ 个　（单产业法人本指标填1，免填所属产业活动单位情况）

所属产业活动单位情况：

212

序号	*单位类别	统一社会信用代码	单位详细名称	详细地址	联系电话
1					
2					
3					
4					

序号	主要业务活动（或主要产品）行业代码	从业人员期末人数（人）	经营性单位收入（千元）	非经营性单位支出（费用）（千元）
1				
2				
3				
4				

*单位类别：1法人单位本部（总部、本店、本所等）　2法人单位分支机构（分部、分厂、分店、支所等）

填表人：　　　　联系电话：　　　　填报日期：　　　年　　月　　日

表 S102 "四上"经营单位从业人员及工资总额

编号	S																			

调查单位从业人员及工资总额

单位名称:

指标名称	计量单位	数量	指标名称	计量单位	数量
一、从业人员	—		专业技术人员	人	
从业人员期末人数	人		办事人员和有关人员	人	
其中:女性	人		商业、服务业人员	人	
其中:非全日制	人		生产、运输设备操作人员及有关人员	人	
按人员类型分	—		**二、工资总额**	—	
在岗职工	人		**从业人员工资总额**	千元	
劳务派遣人员	人		**按人员类型分**	—	
其他从业人员	人		在岗职工	千元	
按职业类型分	—		基本工资	千元	
中层及以上管理人员	人		绩效工资	千元	
专业技术人员	人		工资性津贴和补贴	千元	
办事人员和有关人员	人		其他工资	千元	
商业、服务业人员	人		劳务派遣人员	千元	
生产、运输设备操作人员及有关人员	人		其他从业人员	千元	
从业人员平均人数	人		**按职业类型分**	—	
按人员类型分	—		中层及以上管理人员	千元	
在岗职工	人		专业技术人员	千元	
劳务派遣人员	人		办事人员和有关人员	千元	
其他从业人员	人		商业、服务业人员	千元	
按职业类型分	—		生产、运输设备操作人员及有关人员	千元	
中层及以上管理人员	人				

表 S103 "四上"经营单位财务状况

编号 S ☐☐☐☐☐☐☐☐☐☐☐☐☐☐☐☐☐

调查单位财务状况

单位名称：

指标名称	计量单位	2017 年	2016 年
一、年初存货	千元		
二、期末资产负债	—		
流动资产合计	千元		
其中：应收账款	千元		
存货	千元		
固定资产原价	千元		
累计折旧	千元		
其中：本年折旧	千元		
资产总计	千元		
应付账款	千元		
负债合计	千元		
所有者权益合计	千元		
三、损益及分配	—		
营业收入	千元		
其中：主营业务收入	千元		
营业成本	千元		
其中：主营业务成本	千元		
营业税金及附加	千元		
其中：主营业务税金及附加	千元		
销售费用	千元		
管理费用	千元		
其中：税金	千元		
财务费用	千元		
其中：利息收入	千元		

指标名称	计量单位	2017 年	2016 年
利息支出	千元		
投资收益（损失以"－"号记）	千元		
营业利润	千元		
营业外收入	千元		
其中：政府补助	千元		
营业外支出	千元		
利润总额	千元		
应交所得税	千元		
四、人工成本及增值税	—		
应付职工薪酬（本年贷方累计发生额）	千元		
应交增值税	千元		
五、从事服务业活动的从业人员平均人数	人		

表 S201 非"四上"中医养生保健服务业调查单位经营情况

编号 S ☐☐☐☐☐☐☐☐☐☐☐☐☐☐☐☐☐☐

中医养生保健服务业调查单位经营情况

一、企业基本情况

单位详细名称：＿＿＿＿＿＿＿＿＿＿＿＿＿＿＿＿＿

统一社会信用代码：☐☐☐☐☐☐☐☐☐☐☐☐☐☐☐☐☐☐

法定代表人（单位负责人）：＿＿＿＿＿＿＿＿＿＿＿＿

联系电话（含区号和分机）：＿＿＿ ＿＿＿＿＿＿ ＿＿＿

电子邮箱：＿＿＿＿＿＿＿＿＿＿＿＿＿邮政编码：☐☐☐☐☐☐

单位所在地及区划：

＿＿＿＿＿县（市、区、旗）＿＿＿＿乡（镇）＿＿＿＿街（村）、门牌号

开业（成立）时间：＿＿＿＿年＿＿＿＿月

主要业务活动：＿＿＿＿＿＿＿＿＿＿＿＿

主要中医药业务活动：＿＿＿＿＿＿＿＿＿＿＿＿

国民经济行业代码（调查员填写）：☐☐☐☐

中医健康服务业行业代码（调查员填写）：☐☐☐☐

营业状态：☐

1 营业 2 停业（歇业） 3 筹建 4 当年关闭 5 当年破产 6 其他

企业报告期内营业时间：＿＿＿＿＿个月

报告期未完全营业原因（不包括节假日）：☐

1 季节性营业 2 新企业 3 停业 4 其他

续表

登记注册类型 □□□		
内资	港澳台商投资	外商投资
110 国有	210 与港澳台商合资经营	310 中外合资经营
120 集体	220 与港澳台商合作经营	320 中外合作经营
130 股份合作	230 港澳台商独资	330 外资企业
141 国有联营	240 港澳台商投资股份	340 外商投资股份
142 集体联营	有限公司	有限公司
143 国有与集体联营	290 其他港澳台投资	390 其他外商投资
149 其他联营		
151 国有独资公司		
159 其他有限责任公司		
160 股份有限公司		
171 私营独资		
172 私营合伙		
173 私营有限责任公司		
174 私营股份有限公司		
190 其他		

企业控股情况□
1 国有控股　2 集体控股　3 私人控股　4 港澳台控股　5 外商控股　9 其他

二、主要经济指标

指标名称	计量单位	代码	2017 年	2016 年
固定资产原价	千元	209		
其中：养生保健服务专业设备原价	千元			
资产总计	千元	213		
负债合计	千元	217		
营业收入	千元	301		
营业成本	千元	307		

指标名称	计量单位	代码	2017 年	2016 年
营业税金及附加	千元	309		
销售费用	千元	312		
管理费用	千元	313		
财务费用	千元	317		
营业利润	千元	323		
利润总额	千元	327		
应付职工薪酬（本年贷方累计发生额）	千元	401		
应交增值税	千元	402		
从业人员平均人数	人	699		
其中：技术人员平均人数	人			

三、其他业务指标

项目	计量单位	代码	2017 年	2016 年
房屋建筑面积	平方米			
业务用房面积	平方米			
报告期客流量	人			
期末会员人数	人			

填表人：　　　　　联系电话：　　　　　报出日期：　　　年　　月　　日

说明：1. 统计范围：辖区内中医养生保健服务业行业法人单位，具体包括：按摩院、足疗会馆、汗蒸馆（带中医药的熏蒸）保健会所中心等中医调理保健服务，美容美体会所、美容护肤机构、美体塑形中心、健康美容中心、水疗馆等中医美容美体保健服务，中医食疗养生馆、中医药餐饮等中医药膳食疗服务机构。

2. 报送时间及方式：本表由辖区内所有从事相关业务的机构填报，报送时间为每半年后 15 日内。

3. 本表价值量指标取整数。

4. 本表"一、企业基本情况"中"国民经济行业代码""中医健康服务业行业代码"等指标由统计机构填写，调查单位免填。

表 G11　县（市、区）调查地区基本情况问卷

_____县（市、区）调查地区基本情况问卷（政府办工作人员填写）

1～6 项根据统计数字填写，7～13 题根据个人了解填写。

1. 2017 年，本县（市、区）有____个乡镇，____个街道办，____个村委会，____个居委会。

2. 2017 年，本县（市、区）总人口_____人；其中，60 岁以上老年人口_____人。

3. 2017 年，本县（市、区）GDP_____万元，财政总收入_____万元。

4. 2017 年，本县（市、区）城乡居民人均可支配收入_____元。

5. 2017 年，本县（市、区）有高血压患者_____（人），糖尿病患者_____（人），精神病患者_____（人）。

6. 2017 年，本县（市、区）所有医疗卫生机构门急诊人次_____万次，其中，县（市、区）级中医医院门急诊人次_____万次。

7. 本县（市、区）中医药健康服务提供情况

　　7.1 有中医药理疗、康复、推拿馆等一类的养生保健机构

　　　　　　　　　　　　　　　　　　①是　②否　③不知道

　　7.2 有设立中医特色康复医院和疗养院等中医特色康复机构

　　　　　　　　　　　　　　　　　　①是　②否　③不知道

　　7.3 有设立中医药特色养老机构　　①是　②否　③不知道

　　7.4 有发展中医药产业（如中医药种植和贸易企业、中医药文化科普创意产品等）

　　　　　　　　　　　　　　　　　　①是　②否　③不知道

　　7.5 有开展中医药健康旅游产业　　①是　②否　③不知道

8. 本县（市、区）中医药健康宣教情况

　　8.1 有中医药健康文化知识的宣传栏（宣传墙）　①是　②否　③不知道

　　8.2 发放过宣传中医药健康文化知识的印刷材料　①是　②否　③不知道

　　8.3 播放过宣传中医药健康文化知识的音像材料　①是　②否　③不知道

8.4 举办过宣传中医药健康文化知识的主题活动　①是　②否　③不知道

8.5 有专门宣传中医药健康文化知识的公共场所（基层医疗卫生服务中心、公园等）

①是　②否　③不知道

9. 本县（市、区）是否出台鼓励中医药健康服务发展的政策

①是　②否　③不知道

10. 若出台过，您是否知道该文件名称　　　　　　①是　②否

11. 本县（市、区）是否成立了支持中医药发展的专项基金

①是　②否　③不知道

12. 本县（市、区）是否成立支持中医药发展的工作（协调）小组

①是　②否　③不知道

　　若有，请写出名称（可以简称）_____

13. 本县（市、区）是否有省级及以上中医药重点项目

①是　②否　③不知道

　　若有，国家级____项，省级____项。

14. 您于_____年___月开始在本地政府部门工作

15. 您所在部门是否有中医药健康服务相关管理职责

①有　②没有　③不知道